D1698065

JEDZ, TRENUJ, ZWYCIĘŻAJ.

Profesjonalne przygotowanie dietetyczne

Miron Heinze

JEDZ, TRENUJ, ZWYCIĘŻAJ.

Profesjonalne przygotowanie dietetyczne

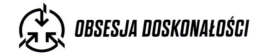 OBSESJA DOSKONAŁOŚCI

Tytuł oryginału:

Jedz, trenuj, zwyciężaj. Profesjonalne przygotowanie dietetyczne.

Redakcja i korekta:

korekto.pl

Fotografie:

Szymon Nawrat

www.simonnawrat.com

Projekt graficzny i skład:

Łukasz Ociepka

www.lukasociepka.com

Wydawca:

Dawid Piątkowski

Druk:

OZGraf Olsztyńskie Zakłady Graficzne S.A.

ul. Towarowa 2, 10-417 Olsztyn

tel.: +48 (89) 533 43 80, e-mail: ozgraf@ozgraf.com.pl

www.ozgraf.com.pl

ISBN:

978-83-65590-09-1

Dla Sary

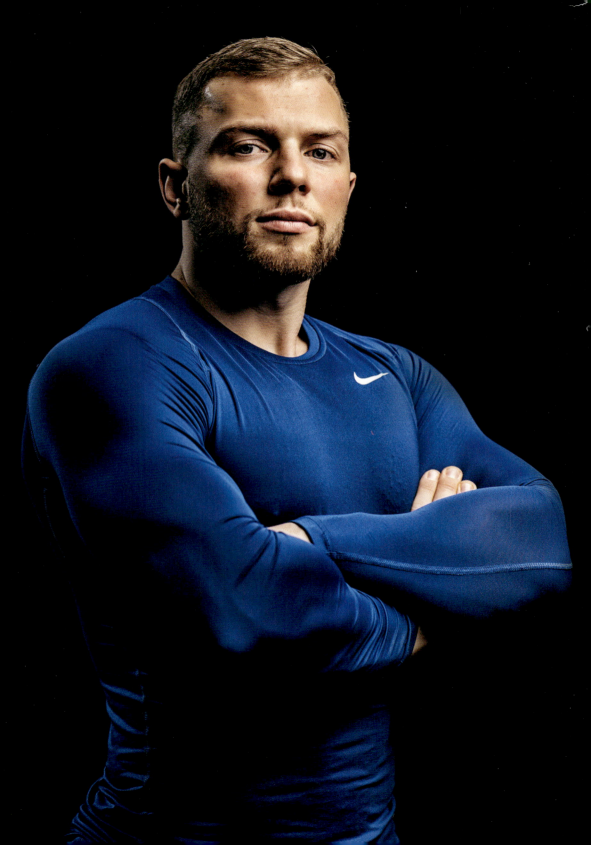

PRZEDMOWA

Wejdź o poziom wyżej

Niniejszą książkę chciałbym zadedykować wszystkim sportowcom, którzy chcą codziennie stawać się lepszą wersją siebie. Bez względu na to, czy trenujesz amatorsko, zawodowo, czy może dopiero chcesz, by sport stał się Twoim sposobem na życie – ta książka pozwoli Ci osiągnąć więcej, szybciej i zdrowiej. Dowiesz się, jak powinieneś prowadzić się jako sportowiec.

Wiedza, którą tutaj przekazuję, jest absolutnie niezbędna, by przejść na wyższy poziom i zyskać świadomość, jak wielkie znaczenie ma każdy element układanki. Informacje zawarte w tej publikacji nie są zlepkiem frazesów pochodzących z niewiadomego źródła, tylko wiedzą zdobywaną na podstawie praktyki – pracy z wieloma trenerami i zawodnikami kadry narodowej, a także w oparciu o rozmaite szkolenia, książki i badania naukowe.

Często spotykam się ze stwierdzeniem, że dieta to 50 albo 70% sukcesu. Absolutnie się z tym nie zgadzam. Nawet najlepsza dieta, dostosowana do osobistych potrzeb, budowy ciała, rodzaju wysiłku, przygotowana przez francuskiego kucharza, nijak ma się do postępów, jeśli trening nie będzie wystarczająco dobry, przemyślany i speriodyzowany. Jeśli Twój organizm nie będzie miał wystarczającego bodźca – wyzwania – w postaci treningu, a następnie nie zostanie poddany odpowiedniej regeneracji, nie poczynisz żadnych postępów.

Trudno więc mówić o konkretnych procentach – sądzę, że powinniśmy na każdym aspekcie być skupieni tak mocno, jak to możliwe. Jedynie kompleksowe podejście i ciągłe zgłębianie wiedzy pozwoli czynić stały progres, o jakim mogą jedynie marzyć ludzie przekonani, że sukces spada z nieba. Jeśli z takim podejściem będziesz uprawiał swoją dyscyplinę, niełatwo będzie z Tobą wygrać, ponieważ będziesz pracował mądrze.

Musisz być więc w pełni świadomy, że jeśli chcesz dokonać wybitnych rzeczy i sięgnąć po „niemożliwe", niezbędne jest zrozumienie wszystkiego, co przekazuję w tej książce, a następnie natychmiastowe wprowadzenie tego w życie. Najtrudniejsza jest decyzja, by zacząć działać, reszta jest kwestią wytrwałości. Gwarantuję, że jeśli to zrobisz, osiągniesz znacznej więcej w dużo krótszym czasie.

Przeczytaj książkę, odnieś zawarte w niej informacje do swojej sytuacji, zrób notatki i zabieraj się do działania! Wszak, jak mawiał Einstein, tylko szaleńcy oczekują innych rezultatów, robiąc ciągle te same rzeczy.

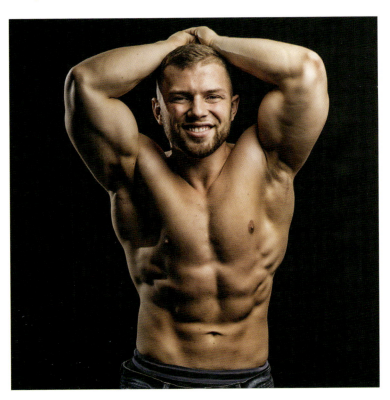

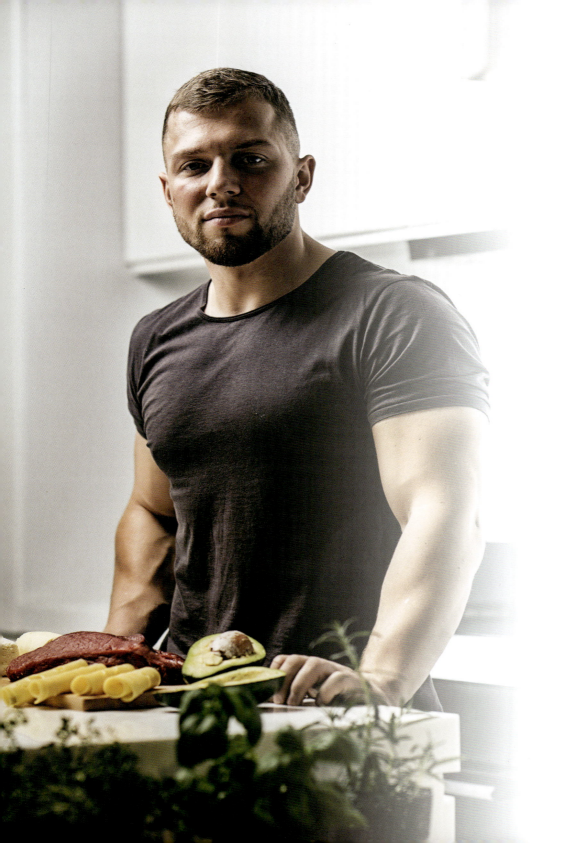

CZĘŚĆ I

DIETA DOPASOWANA DO TWOJEJ BUDOWY

Określ typ budowy swojego ciała, uprawianą dyscyplinę i dopasuj żywienie!

Każdy z nas jest inny — ma inną muskulaturę, układ kostny, predyspozycje do uprawiania danej dziedziny sportu — co wynika z uwarunkowań genetycznych. Jedni rodzą się doskonałymi biegaczami, a drudzy są stworzeni do dźwigania ogromnych ciężarów. Oczywiście, są także osoby, które radzą sobie w wielu dyscyplinach ponadprzeciętnie, ale jest ich niewiele. Ktoś może być dobry w wielu dyscyplinach, lecz tylko w jednej ma szansę stać się naprawdę wybitny. Dlatego kluczowe jest skoncentrowanie się na jednej dyscyplinie, i dostosowanie jej uprawiania przede wszystkim do swoich naturalnych predyspozycji.

Gdy już obrałeś kierunek sportowej drogi, Twoja uwaga powinna skupić się na właściwym odżywianiu. Rodzaj wysiłku, jaki podejmujesz, będzie determinować przede wszystkim ilość i dobór produktów w diecie, przy opracowywaniu której pod uwagę musisz wziąć również somatotyp Twojego ciała. Aby to wszystko do siebie dopasować, powinieneś uświadomić sobie, że rozróżniamy trzy główne typy budowy: endomorficzną, ektomorficzną i mezomorficzną.

Mimo że zostały ustalone trzy główne somatotypy, w większości przypadków stanowimy mieszanki dwóch z nich, np. endomorfik--mezomorfik czy ektomorfik-mezomorfik. Nie zmienia to jednak faktu, że gdy zrozumiemy, do jakiej grupy możemy się zakwalifikować, będziemy w stanie o wiele trafniej dopasować do swoich

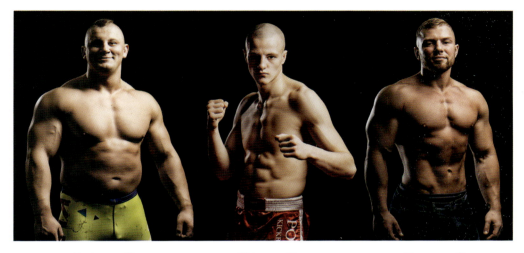

Endomorfik   Ektomorfik   Mezomorfik

potrzeb produkty w diecie oraz ich spożycie w ciągu dnia. Przełoży się to bezpośrednio na postępy w uprawianej dziedzinie sportu i o wiele lepsze wykorzystanie Twojego naturalnego potencjału.

Wrzucanie wszystkich do jednego worka, gdy mowa o diecie, jest krzywdzące i nieefektywne. Wyobraźmy sobie 10 zawodników bądź zawodniczek sztuk walki, z czego jedna połowa to ektomorficy, a druga – endomorficy. Tymczasem trener bądź dietetyk klubowy ustala ogólne zalecenia odnośnie do żywienia dla całej grupy. Stwierdza, że skoro trenują tak samo, powinni także jeść tak samo. Nikt nie zwraca uwagi na to, że metabolizm, poziom hormonów tarczycy, insuliny i wielu innych znacznie się różnią w obu grupach.

Ten problem zauważyłem w trakcie lektury książek o dietetyce dopasowanej do konkretnej dyscypliny sportu. Brakuje w nich wyraźnego podziału, zaznaczenia zróżnicowania diet sportowców o różnym typie budowy. Traktuję to jako spory problem, ponieważ o ile ektomorfik może zjeść czasami 2000–3000 kcal ponad swoje zapotrzebowanie bez konsekwencji w postaci gromadzenia tkanki tłuszczowej, o tyle u endomorfika taka nadwyżka kaloryczna będzie powodować otłuszczanie się ciała. To z kolei wpłynie na jeszcze gorszą gospodarkę hormonalną – taki zawodnik będzie się wolniej regenerował, będzie miał podwyższony poziom cukru i estrogenu,

Wrzucanie wszystkich do jednego worka, gdy mowa o diecie, jest krzywdzące i nieefektywne.

przez co obniżony testosteron i hormon wzrostu. Problemów jest znacznie więcej, dlatego skupię się na precyzyjnym określeniu: czego, ile i dla kogo.

Dlaczego o tym wszystkim piszę? Ponieważ sam jestem ofiarą takiego zaniedbania i dobrze wiem, jak bardzo mój potencjał w sporcie był ograniczany przez nieudolne dopasowanie makroskładników i kaloryki. Na początku startów w zawodach kulturystycznych byłem prowadzony przez trenera i zarazem dietetyka, który ustalił dla mnie jadłospis typowo kulturystyczny. Tymczasem taka dieta nieszczególnie mi służyła. Mimo to trenowałem odpowiednio, jadłem wszystko co do grama, tak jak było ustalone. Koniec końców założenia były w jakimś stopniu spełnione, ponieważ stanąłem na deskach sceny z w miarę przyzwoitą formą. Dzisiaj jednak wiem, że można było zrobić to znacznie łatwiej i z dużo lepszym efektem końcowym. Poświęciłem czas, zdrowie i pieniądze, żeby to zrozumieć, a następnie przełożyć na bardziej zadowalające wyniki.

Pomyśl teraz o sobie — ciężko trenujesz, dbasz o regenerację, suplementację, dobre żywienie, a mimo to czujesz, że efekty mogą być lepsze? Koniecznie przeczytaj ten rozdział, odnieś go do własnych doświadczeń i dokonaj stosownych zmian. Gwarantuję, że Twoje starania zostaną nagrodzone widocznymi postępami z treningu na trening.

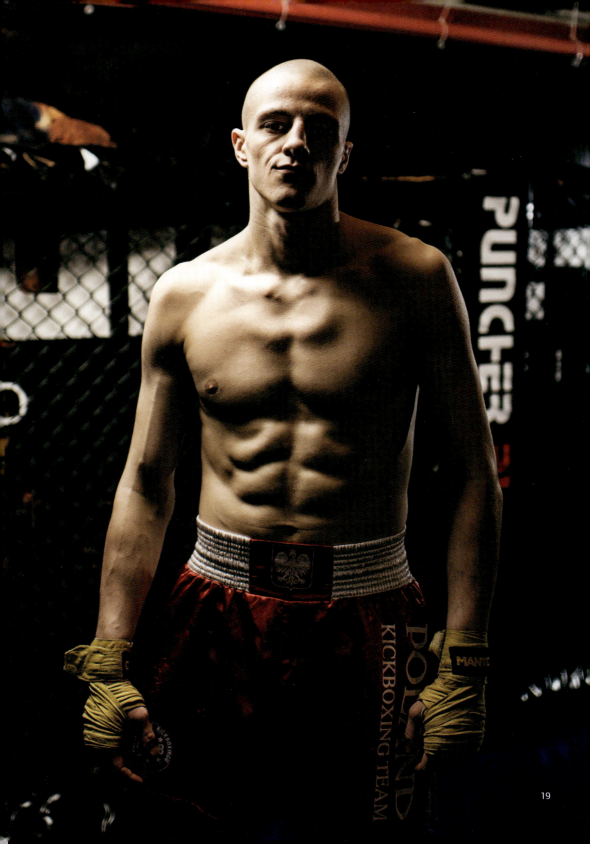

Endomorfik

Endomorfika cechuje krępa budowa ciała i najwolniejszy metabolizm spośród wszystkich trzech somatotypów, przez co pojawiają się u niego skłonności do przybierania na wadze.

Zaletą tego typu budowy jest bezproblemowa zdolność rozwijania siły i budowy masy mięśniowej, co sprawdzi się we wszelkich bojach siłowych, sportach walki czy zespołowych – takich jak hokej albo futbol amerykański. Wynika to z dużej ilości włókien szybkokurczliwych, które stanowią niebagatelny potencjał do zwiększania siły i masy mięśni oraz dynamiki. Należy tu również podkreślić rolę układu kostno-szkieletowego – w przypadku endomorfika mamy do czynienia z mocną strukturą kostną: szerokimi barkami i biodrami czy masywnymi nadgarstkami.

Jak powinien odżywiać się endomorfik?

Indywidualne podejście jest o wiele bardziej efektywne od tzw. ogólnych założeń, którymi kieruje się większość.

Dieta powinna być w dużej mierze oparta na tłuszczach oraz białkach, natomiast w mniejszym stopniu na węglowodanach. Zbyt dużo węglowodanów w przypadku endomorfika będzie bowiem powodować szybkie przybieranie na masie tłuszczowej, co w większości dyscyplin sportowych jest po prostu niekorzystne. Kolejnym problemem diety przeładowanej węglowodanami i cukrami rafinowanymi jest ryzyko wystąpienia cukrzycy i chorób metabolicznych. Indywidualne podejście jest o wiele bardziej efektywne od tzw. ogólnych założeń, którymi kieruje się większość. Czasami to właśnie może przesądzić o sukcesie w sporcie.

Prostym rozwiązaniem, jak już wspomniałem, jest pokrycie zapotrzebowania kalorycznego w oparciu o tłuszcze i białka, podczas gdy węglowodany powinny być spożywane w porze okołotreningowej i – obowiązkowo – podczas ostatniego posiłku/przed spaniem. Ich dokładna ilość w okolicach treningu będzie mocno

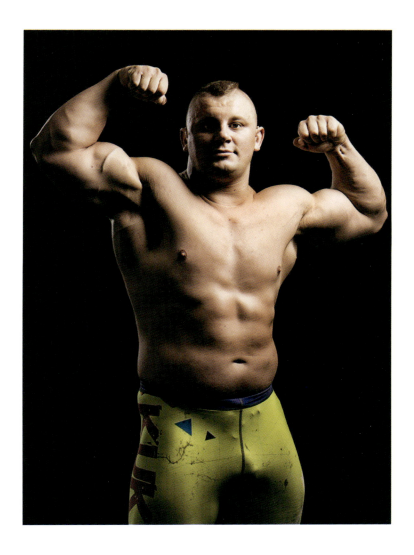

uzależniona od wysiłku, jaki będzie podejmowany – chodzi głównie o wartości tętna, na których pracujemy.

Węglowodany spożywane w trakcie ostatniego posiłku spełniają niezwykle ważną rolę – ułatwiają nam zapadanie w głęboki, dobrej jakości sen. Również regeneracja będzie wtedy lepsza. Odbudowa glikogenu podczas snu pozwoli nam przygotować ciało do następnej w pełni efektywnej sesji treningowej.

Węglowodany obowiązkowo należy pozostawić w diecie w celu umożliwienia odpowiedniej regeneracji – dobrej jakości snu i odbudowy glikogenu oraz poprawnego funkcjonowania takich narządów jak np. tarczyca.

Najmniej korzystne dla endomorfika będzie spożywanie węglowodanów podczas każdego posiłku. Szczególnie istotne jest to zaraz po przebudzeniu, gdy poziom cukru we krwi jest najwyższy, a więc zwiększa się tendencja do odkładania nadmiernej ilości węglowodanów w postaci zapasów tkanki tłuszczowej. Negatywnie wpływa to nie tylko na skład ciała, lecz także na poziom insuliny i co za tym idzie – innych hormonów.

 ## Z jakich produktów korzystać?

Źródła białka i tłuszczów:
- → mięsa z naturalnym tłuszczem – steki wołowe, np. z antrykotu czy rostbefu, wieprzowina, dziczyzna, piersi i udka z kaczki, kotlety jagnięce/cielęce, wątróbka lub inne podroby
- → mięsa chude – pierś z indyka, pierś z kurczaka, polędwica wołowa;
- → chude ryby – pstrąg, sandacz, dorsz, leszcz, karp (najlepiej z lokalnych łowisk, unikaj ryb hodowlanych!);
- → orzechy włoskie, brazylijskie, nerkowca, migdały, macadamia, orzesznik jadalny (pecan);
- → siemię lniane;
- → tłuste ryby, bogate w kwasy omega-3 – halibut, makrela, łosoś;
- → całe jajka, awokado, olej kokosowy, masło, pełnotłusty nabiał (pod warunkiem tolerancji białka mlecznego oraz laktozy);
- → tran;

→ tłuszcze, na których najlepiej smażyć: olej kokosowy, masło klarowane, smalec gęsi.

Nierekomendowane źródła tłuszczów:
Oleje rzepakowe, sojowe, kukurydziane, ryżowe, z krokosza, z ostropestu, z pestek winogron itd. – wszystkie charakteryzują się dużą zawartością kwasów omega-6 i powodują odpowiedź zapalną w organizmie; raz na jakiś czas można ich użyć, nie wyrządzi nam to krzywdy, ale z codziennego użytku należałoby je usunąć!

Istotne w przypadku mięs jest to, by pochodziły z możliwie jak najlepszych hodowli; to samo tyczy się jajek i nabiału. Polecam dotarcie do źródła, w którym hodowla odbywa się w sposób możliwie najbardziej naturalny. Sam jeżdżę parę kilometrów za miasto po takie produkty. Są zdecydowanie lepszej jakości, a ceny tylko czasami nieco wyższe. Wiem natomiast, za co płacę.

W diecie endomorfika większość zapotrzebowania pokrywana jest z tłuszczów, jednak nie oznacza to, że jest on skazany tylko na tłuste mięsa, szczególnie że nie każdy za nimi przepada. Można oczywiście jeść również chude mięsa i ryby, ale istotne jest pokrycie zapotrzebowania na tłuszcze z innych zdrowych źródeł. Wtedy możemy np. do potrawy z chudym mięsem zrobić sałatkę ze świeżych warzyw bogatą w kwasy tłuszczowe omega-3.

W diecie endomorfika większość zapotrzebowania pokrywana jest z tłuszczów.

Węglowodany, z których najlepiej korzystać:
→ ryż – biały, paraboliczny, basmati, jaśminowy;
→ kasza gryczana, płatki gryczane, mąka gryczana;
→ kasza jaglana, płatki jaglane, makaron jaglany;
→ ziemniaki albo bataty (inaczej słodkie ziemniaki);
→ pieczywo żytnie i gryczane, ale tylko robione na zakwasie;
→ owoce z większą ilością glukozy (dojrzałe banany, winogrona, figi, daktyle) – będą doskonałym paliwem, które pozwoli uzupełnić glikogen mięśniowy po treningu; owoce, zawierające głównie fruktozę, będą wyłącznie odpowiedzialne za uzupełnianie glikogenu wątrobowego;
→ warzywa i orzechy (z wyłączeniem warzyw strączkowych).

Przykładowy jadłospis na 3100 kcal

Dla mężczyzny o budowie endomorficznej, przy jednej jednostce treningowej dziennie w godzinach popołudniowych (trening wytrzymałościowo siłowy):

Dzień należy rozpocząć od dobrego nawodnienia i dokwaszenia żołądka, co później będzie się przekładać na lepsze trawienie i wchłanianie składników odżywczych. W tym celu wypijamy szklankę wody z dodatkiem ½ cytryny, 2 łyżek octu jabłkowego oraz ⅓ łyżeczki soli kłodawskiej.

Posiłek 1 – śniadanie: jajecznica z 5 jajek z dodatkiem 50 g boczku oraz warzyw i orzechów włoskich(20g); całość smażona na łyżce masła klarowanego. Po posiłku suplementujemy witaminy A, D, K i E, gdyż są one rozpuszczalne tylko w tłuszczach;

Posiłek 2 – drugie śniadanie: 150g piersi z kaczki smażonej na łyżeczce oleju kokosowego, sałatka ze świeżych warzyw z dodatkiem połówki awokado

Posiłek 3 (przed treningiem) – w formie szejku: 30 g izolatu białka serwatkowego, 15 g oleju MCT bądź kokosowego, 40 g migdałów i 50 g płatków jaglanych. **Trening o średniej intensywności** – 75–85% HR max. Przy większej intensywności można zwiększyć ilość węglowodanów w posiłku przedtreningowym, w przypadku mniejszej intensywności można wyeliminować węglowodany i spożywać je dopiero od posiłku po treningu.

Posiłek 4 (po treningu) – obiad: 150 g fileta z dorsza smażonego na 10 g smalcu, do tego 1 woreczek kaszy jaglanej i sałatka grecka z dodatkiem oliwy z oliwek(10 g).

Posiłek 5 – kolacja: 300–500 g batatów pieczonych w formie frytek, sałatka ze świeżych warzyw z dodatkiem 10 g oleju lnianego i 20 g orzechów brazylijskich.

▤ Przykładowy jadłospis na 2100 kcal

Dla kobiety o budowie endomorficznej, przy jednej jednostce treningowej dziennie w godzinach popołudniowych (trening o średniej intensywności):

W celu odpowiedniego nawodnienia i dokwaszenia żołądka spożywamy szklankę wody z dodatkiem ½ cytryny, 2 łyżek octu jabłkowego oraz ⅓ łyżeczki soli kłodawskiej.

🍴 Posiłek 1 – śniadanie: jajecznica z 3 jajek z dodatkiem 30 g boczku oraz warzyw; całość smażona na 10 g masła klarowanego. Po posiłku suplementujemy witaminy A, D, K i E, gdyż są one rozpuszczalne tylko w tłuszczach;

🍴 Posiłek 2 – drugie śniadanie: 100 g wołowiny w formie tatara z dodatkiem żółtka jaja i warzyw (np.kiszonki).

🍴 Posiłek 3 – koktajl przed treningiem: 50 ml mleka kokosowego, 150 ml wody kokosowej, 40 g izolatu białka serwatkowego, 1 banan. **Trening o średniej intensywności** – 75–85% HR max. Przy większej intensywności można zwiększyć ilość węglowodanów w posiłku przedtreningowym, w przypadku mniejszej intensywności można węglowodany wyeliminować i spożywać je, począwszy od posiłku po treningu.

🍴 Posiłek 4 – potreningowy (obiad): 100 g wątróbki cielęcej, 200 g batatów albo 50 g kaszy jaglanej, sałatka ze świeżych warzyw z dodatkiem ½ awokado i 10 g oleju lnianego.

🍴 Posiłek 5 – kolacja: 150–200 g puree z batatów pieczonych w formie frytek, sałatka ze świeżych warzyw z dodatkiem 10–15 g oleju lnianego i 20–25 g orzechów brazylijskich.

Każdy z tych pięciu posiłków będzie odgrywał istotną rolę:

Posiłek 1: stabilne źródło energii pochodzące z tłuszczów nasyconych da nam siłę i uczucie sytości przez kilka następnych godzin, nie powodując przy tym skoków poziomu cukru (nie może oczywiście zabraknąć budulca w postaci dobrej jakości białka);

Posiłek 2: w przypadku mężczyzn:wciąż bazujemy na połączeniu białka z tłuszczami, tym razem postawiliśmy na smażoną pierś z kaczki – wartościowe białko i zdrowe tłuszcze w asyście zielonych warzyw, które będą źródłem antyoksydantów i błonnika; W przypadku kobiet: postawiłem na pełnowartościowe białko wołowe, i zdrowe tłuszcze z żółtka jaja oraz kiszonki jako naturalny probiotyk.

Posiłek 3: to posiłek przedtreningowy, więc musi być strawiony przed treningiem, dobrym rozwiązaniem jest po prostu spożyć pokarm w formie płynnej.
W przypadku mężczyzn – podstawą szejka jest izolat białka serwatkowego, dostarczający wysokiej jakości protein, kolejnym elementem są zdrowe tłuszcze – osobiście postawiłem na olej MCT oraz migdały, można jednak użyć awokado, żółtek jaj, a zamiast migdałów – orzechów włoskich czy nerkowca; źródłem węglowodanów będą tutaj płatki jaglane (można je zastąpić 2 dojrzałymi bananami). Taki szejk jest smaczny, prosty w przygotowaniu i da się go zabrać dosłownie wszędzie, wobec czego nie będzie problemu z energią podczas treningu;
W przypadku kobiet – również znajdziemy izolat białka serwatkowego, ale w nieco innej asyście. Źródłem tłuszczy jest mleko kokosowe, a źródłem węglowodanów dojrzały banan oraz woda kokosowa.
Produkty można oczywiście stosować zamiennie, gdyż wszystkie z wyżej wymienionych, będą doskonałą bazą do energetycznego szejka.

 Posiłek 4: aby wykorzystać potencjał treningu, musimy zadbać o to, co jemy bezpośrednio po nim. W przypadku mężczyzn jest to dorsz smażony na maśle klarowanym, dostarczający białka niezbędnego do odbudowy mięśni. W posiłku pojawia się wreszcie większa ilość węglowodanów. Dlaczego dopiero teraz? Bo wrażliwość komórek na insulinę znacznie się zwiększyła. W dużym uproszczeniu oznacza to, że kasza jaglana, którą umieściłem w daniu, zasili mięśnie i wątrobę glikogenem, a nie powędruje „w bok" jako tkanka tłuszczowa. Warzywa w sałatce standardowo będą pełnić rolę antyoksydantów i dostarczą błonnika;

U kobiet natomiast postawiłem na wątróbkę cielęcą, która poza tym że oferuje pełnowartościowe białko to jest skarbnicą witamin i minerałów. W tym również żelaza, którego są częste niedobory w przypadku kobiet.

Poza tym znajdziemy również kaszę jaglaną jako źródło uzupełnienia glikogenu po treningu, oraz sporo zdrowych tłuszczy omega-3 i omega-9.

Posiłek 5: w obu przypadkach nie zawiera już białka, aby nie obciążać zbytnio układu trawiennego na noc. Organizm podczas snu powinien się regenerować, a nie „mielić jedzenie". Należy mu zatem dostarczyć tylko tego, co jest niezbędne, by mógł się prawidłowo zregenerować. Nie należy martwić się brakiem białka na noc, w krwi krąży wystarczająco dużo aminokwasów pozwalających na odbudowę mięśni.

Jadłospis, który tutaj przedstawiłem, jest tylko przykładem, jak mniej więcej powinna wyglądać dieta osoby o endomorficznej budowie ciała. Z mojej praktyki wynika, że takie rozwiązania dietetyczne najlepiej sprawdzają się przy tym typie budowy, jednakże nie należy zapominać, że każdego powinna dotyczyć inna kaloryczność poszczególnych posiłków, w zależności od dyscypliny i postawionego celu. Zasady diety pozostają natomiast bez zmian.

Ektomorfik

Ektomorfik to osoba o drobnej sylwetce, charakteryzującą się bardzo szybką przemianą materii, dzięki czemu nie ma problemu przybierania tkanki tłuszczowej, z drugiej jednak strony przybieranie na masie mięśniowej też przychodzi jej z dużym trudem.

Zazwyczaj to osoba wysoka, szczupła, z wąskimi biodrami, ramionami i klatką piersiową. Zaletą tego typu budowy jest duży potencjał tlenowy i przewaga włókien mięśniowych wolnokurczliwych – to wszystko przyczynia się do szczególnie dużych predyspozycji do uprawiania takich sportów jak biegi długodystansowe, kolarstwo, tenis czy też te, w których liczy się niewielka masa zawodnika – wyścigi rajdowe, łyżwiarstwo, skok o tyczce, skoki narciarskie itp.

Jak powinien odżywiać się ektomorfik?

Z pewnością musi bazować na wysokiej kaloryczności, pochodzącej głównie z węglowodanów złożonych oraz zdrowych tłuszczów. Białko nie powinno być na tak wysokim poziomie jak pozostałe makroskładniki, by nie „podkręcać" jeszcze bardziej metabolizmu i nie zwiększać efektu termicznego.

Często spotkam się ze stwierdzeniem, że ektomorfik może jeść co chce.

Często spotkam się ze stwierdzeniem, że ektomorfik może jeść co chce – fast foody, słodycze w olbrzymich ilościach, bo przecież i tak nie przytyje. Niestety, to, że może jeść, wcale nie jest jego zaletą. Te produkty są mocno przetworzone i wcale nie odżywiają, a ponadto zawierają wiele składników antyodżywczych, takich jak tłuszcze trans, gluten czy konserwanty, które destrukcyjnie wpływają na funkcjonowanie jelit. Może nie będzie tego widać przy pierwszym kontakcie, ponieważ taka osoba wciąż będzie szczupła, przez co będzie wyglądać na zdrową, ale takie żywienie odbije się na kondycji jej jelit i tworzeniu się stanów zapalnych w organizmie, co jest początkiem większości chorób dzisiejszej cywilizacji.

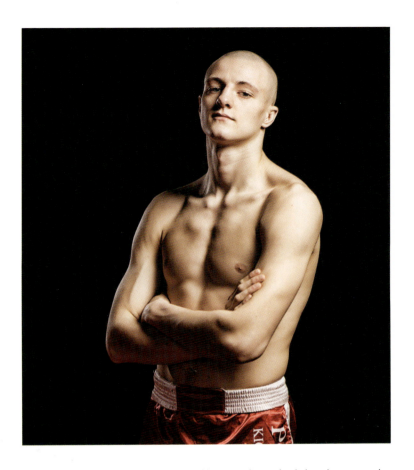

Kaloryczność diety ektomorfika powinna być bardzo wysoka i pochodzić ze zdrowych produktów, aby maksymalnie odżywić organizm i dać energię do długotrwałych sesji treningowych, które mają miejsce w sportach wytrzymałościowych i wytrzymałościowo-siłowych.

Co znaczy bardzo wysoka kaloryczność?

Z wieloma moimi podopiecznymi często dochodzimy do 6000 kcal w przypadku mężczyzn, i 3000-4000 kcal w przypadku kobiet, w sezonie przygotowawczym i nieco mniejszej ilości w okresie roztrenowania. Jeśli postawimy na klasyczny model diety nisko-tłuszczowej – wysokowęglowodanowej, to niestety prędzej czy później nastąpi zmęczenie jedzeniem ogromnych porcji makaronu i ryżu. Jest to nie tylko niesmaczne, lecz także mniej skuteczne niż pobranie części zapotrzebowania kalorycznego z kwasów tłuszczowych, które zarówno przy adaptacji sprinterskiej, jak i wytrzymałościowej mają nieocenioną rolę.

Posiłki wzbogacone o tłuszcz są ponadto o wiele smaczniejsze, a do tego dużo mniejsze objętościowo, więc nie ma problemu, by zjeść je w parę minut. Może to niektórych zdziwić, ale znam osoby które jedzą przez 30–40 minut, bo posiłek „rośnie" im w buzi. To duży błąd, ponieważ dieta musi nie tylko odpowiadać założeniom sportowca, powinna również być po prostu smaczna.

Rozmawiając ostatnio z czołowym, zawodowym kolarzem, który niewątpliwie charakteryzował się typem budowy, o którym tutaj mowa, dowiedziałem się, że 6000 kcal to absolutne minimum w jego przypadku. Zazwyczaj zapotrzebowanie wynosi w trakcie ciężkiego sezonu 7000–8000 kcal przy wadze 65–70 kg.

W przypadku zaawansowanych pływaków trening może trwać od 4 do 6 godzin dziennie 6 razy w tygodniu. To również może wymagać dziennej podaży energii w ilości 6000–8000 kcal i więcej.

Poza samą kalorycznością, w diecie uprawiających sporty wytrzymałościowe dużą uwagę trzeba zwrócić na zwiększenie podaży substancji antyoksydacyjnych, takich jak witaminy C, E i kwas alfa-liponowy. Z pomocą przyjdą takie produkty, jak zielone warzywa liściaste, zawierające chlorofil i mające działanie bakterio-bójcze. Godne uwagi są też buraki, brokuły, jagody, orzechy włoskie oraz siemię lniane.

W czasie długotrwałych wysiłków – sesji treningowych czy maratonów i ultramaratonów – istnieje także konieczność dożywiania się na trasie, aby zapobiec spadkowi poziomu cukru we krwi oraz powstawaniu niekorzystnych następstw związanych z procesem strat wody i elektrolitów. W tym celu polecam spożywać mieszankę węglowodanów z olejem MCT. Dodatek oleju MCT jest bardzo przydatny, gdyż dzięki niemu zyskujemy dodatkowe paliwo, które jest wchłaniane bezpośrednio z przewodu pokarmowego do naczyń krwionośnych, dzięki czemu wzrost energii jest szybki

Posiłki wzbogacone o tłuszcz są o wiele smaczniejsze, a do tego dużo mniejsze objętościowo.

i długotrwały, natomiast węglowodany z dodatkiem tłuszczów są wolniej uwalniane do krwiobiegu. To wszystko przyczynia się do stabilniejszego dostarczania energii.

Podstawowym paliwem dla ektomorfika są węglowodany i to one będą warunkowały zdolność do podejmowania aktywności fizycznej o długim czasie i wysokiej intensywności. W związku z tym ilość węglowodanów powinna być wysoka i wynosić 5–8 g/kg masy ciała. Oczywiście, ich ilość będzie się różnić w zależności od okresu treningowego. Jeśli treningi charakteryzują się niższą intensywnością, bo jesteśmy np. w okresie pozastartowym, więcej energii możemy czerpać z kwasów tłuszczowych. Wraz ze wzrostem intensywności wysiłku rosnąć powinna ilość węglowodanów w diecie.

Podstawowym paliwem dla ektomorfika są węglowodany.

 ## Przykładowa dieta zakłada 5000 kcal dla mężczyzny o budowie ektomorficznej

Przy treningach wytrzymałościowo-siłowych trwających 2–3 godziny (w przypadku dłuższych sesji treningowych należałoby zwiększyć kaloryczność, trzymając się zasady, że im wyższa intensywność treningowa, tym większe zapotrzebowanie na węglowodany, i – analogicznie – im niższa intensywność, tym więcej kwasów tłuszczowych, a mniej węglowodanów).

Podobnie jak endomorfik, ektomorfik powinien rozpocząć dzień od dobrego nawodnienia i dokwaszenia żołądka, co później będzie się przekładać na lepsze trawienie i wchłanianie składników odżywczych. W tym celu należy wypić szklankę wody z dodatkiem wyciśniętej ½ cytryny, 2 łyżek octu jabłkowego oraz ⅓ łyżeczki soli kłodawskiej.

 Posiłek 1 – śniadanie: jajecznica z 4 jajek, do tego 50 g boczku z dodatkiem warzyw; całość smażona na łyżce masła klarowanego. Po posiłku suplementujemy witaminy A, D, K i E, gdyż są one rozpuszczalne tylko w tłuszczach;

Posiłek 2 – drugie śniadanie: 150 g piersi z indyka smażonego

na 10 g oleju kokosowego, do tego 100 g kaszy jaglanej oraz sałatka warzywna z dodatkiem 10 g oliwy z oliwek i 20 g orzechów włoskich;

Posiłek 3 – godzinę przed treningiem- w formie płynnej – szejk: 30 g izolatu białka serwatkowego, 2 banany, 50 g płatków jaglanych, 20 g oleju MCT i 30 g migdałów; całość zblendowana z wodą (500–700 ml)

Szejk potreningowy: 35 g odżywki typu vitargo, 30 g odżywki carbo i 30 g izolatu białka serwatkowego.

Posiłek 4 – posiłek potreningowy: 200 g fileta z łososia smażonego na 10 g tłuszczu, 100 g kaszy jaglanej i sałatka z dodatkiem 100 g awokado.

Posiłek 5 – obiad: sałatka z makreli – 100 g wędzonej makreli, 1 całe ugotowane jajo, łyżeczka majonezu, 100 g pieczywa na zakwasie i 50 g awokado; wszystkie składniki pokrojone w kostkę i wymieszane z majonezem jemy wraz z pieczywem.

Posiłek 6 – kolacja: pudding wiśniowy — 100 g kaszy jaglanej, 200 g wiśni i 1 łyżeczka miodu; wiśnie należy wsypać do małego garnka i dusić przez ok. 15 minut na małym ogniu razem z miodem i odrobiną wody, aż owoce puszczą sok i wytworzy się syrop owocowy; gotowym syropem polewamy ugotowaną wcześniej kaszę.

Każdy z sześciu posiłków będzie odgrywał istotną rolę:

Posiłek 1: Znowu postawiłem na zestaw białkowo-tłuszczowy: takie śniadanie będzie doskonałym pokładem energii z rana. Przy takim posiłku z powodzeniem możemy spożyć wszystkie witaminy rozpuszczalne w tłuszczach – D, A, K, E. Gdy poziom cukru we krwi się ustabilizuje, węglowodany zawarte w kolejnych posiłkach będą znacznie lepiej pożytkowane;

Posiłek 2: już w pełni zbilansowany, zawierający dobre źródło białka, węglowodanów oraz zdrowych tłuszczów;

Posiłek 3: w formie płynnej przed treningiem, należy go spożyć nie później niż godzinę przed sesją treningową, tak by mógł zostać szybko strawiony i dostarczyć solidną dawkę energii na całą jednostkę treningową – znajdziemy tutaj mieszankę tłuszczów, węglowodanów prostych i złożonych, całość będzie równomiernie uwalniana, nie powodując skoków poziomu cukru, co przyczyni się do doskonałej koncentracji podczas treningu i maksymalnie efektywnej pracy;

Szejk potreningowy: należy go wypić bezpośrednio po skończonej sesji, dostarczając w ten sposób organizmowi węglowodanów o różnym tempie wchłaniania oraz dobrej jakości białka. Mięśnie po intensywnym treningu chłoną składniki odżywcze jak gąbka, więc istotne jest, by te składniki były dobrej jakości i zostały dostarczone możliwie jak najprędzej;

Posiłek 4: Jako źródło pełnowartościowego białka posłużył nam tym razem łosoś, który również jest zasobny w kwasy omega-3. Oczywiście nie mogło zabraknąć po treningu węglowodanów- kasza jaglana dobrze komponuje się smakiem, i jest bardzo wartościowa. Całość uzupełnia sałatka ze świeżych warzyw z awokado.

Posiłek 5: sałatka z makreli smakuje po prostu rewelacyjnie – myślę więc, że sprawdzi się lepiej niż kolejny posiłek w rodzaju ryżu z kurczakiem i warzywami. Gdy jest smacznie, dieta sprawia przyjemność, a więc nie prowokuje pytania: „kiedy to się wreszcie skończy?". Ponadto taki posiłek jest bogactwem makro- i mikroskładników. Makrela to dobre źródło białka, zawiera także kwasy omega-3. Kolejnymi źródłami tłuszczów będą awokado, żółtko z jajka oraz majonez. Całość konsumujemy razem z chlebem na zakwasie – jeśli takowego nie mamy, korzystamy np. z wafli ryżowych;

Posiłek 6: duża pula węglowodanów pozwalająca na dobry, głęboki sen i odbudowę glikogenu.

Przykładowa dieta na 3200 kcal dla kobiety o budowie ektomorficznej

Przy treningach wytrzymałościowo-siłowych trwających 2–3 godziny (w przypadku dłuższych sesji należałoby zwiększyć kaloryczność, trzymając się zasady, że im wyższa intensywność treningowa, tym większe zapotrzebowanie na węglowodany, i – analogicznie – im niższa intensywność, tym więcej kwasów tłuszczowych, a mniej węglowodanów).

Posiłek 1 – śniadanie: jajecznica z 4 jajek, do tego 30 g boczku z dodatkiem warzyw; całość smażona na 1 łyżce masła klarowanego.

Posiłek 2 – drugie śniadanie: 150 g steku wołowego bądź zmielonej łopatki wołowej, smażonej na 10 g oleju kokosowego, do tego 50 g kaszy jaglanej oraz sałatka warzywna z dodatkiem 10 g oliwy z oliwek i 20 g orzechów włoskich.

Posiłek 3 – w formie płynnej, przed treningiem (szejk): 30 g izolatu białka serwatkowego, 200 ml mleka kokosowego, 1 banan, 25 g płatków jaglanych, 30 g orzechów. Szejk potreningowy: 30 g izolatu białka serwatkowego, 50 g daktyli suszonych, 100 g borówek amerykańskich bądź innych owoców leśnych, 200 ml wody kokosowej.

Posiłek 4 – potreningowy (obiad): 150 g fileta z łososia smażonego na 10 g tłuszczu, 100 g kaszy jaglanej i sałatka z dodatkiem ½ awokado i 10 g oliwy z oliwek.

Posiłek 5 – kolacja: 400 g puree z batatów, 1 łyżeczka ksylitolu, szczypta cynamonu i 50 ml mleka kokosowego.

Każdy z posiłków będzie odgrywał ważną rolę:

Posiłek 1 (znowu postawiłem na zestaw białkowo-tłuszczowy): takie śniadanie będzie doskonałym pokładem energii z rana. Przy takim posiłku z powodzeniem możemy spożyć wszystkie witaminy rozpuszczalne w tłuszczach – D, A, K, E;

Posiłek 2: już w pełni zbilansowany, zawierający dobre źródło białka, węglowodanów oraz zdrowych tłuszczów nasyconych i kwasów omega-3;

Posiłek 3: w formie płynnej przed treningiem, należy go spożyć nie później niż godzinę przed sesją, tak by mógł zostać szybko strawiony i dostarczyć solidną dawkę energii na całą jednostkę treningową – znajdziemy tutaj mieszankę tłuszczów, węglowodanów prostych i złożonych; całość będzie równomiernie uwalniana, nie powodując skoków poziomu cukru, co przyczyni się do doskonałej koncentracji podczas treningu i maksymalnie efektywnej pracy;

Szejk potreningowy: należy go wypić bezpośrednio po skończonych ćwiczeniach, dostarczając w ten sposób organizmowi węglowodanów o różnym tempie wchłaniania oraz dobrej jakości białka. Mięśnie po intensywnym treningu chłoną składniki odżywcze jak gąbka, więc istotne jest, by składniki były dobrej jakości i zostały dostarczone możliwie jak najprędzej;

Posiłek 4: jako źródło pełnowartościowego białka posłużył nam tym razem łosoś, który jest zasobny w kwasy omega-3. Oczywiście po treningu nie mogło zabraknąć węglowodanów – kasza jaglana nie tylko dobrze smakuje, ale jest też bardzo wartościowa. Całość uzupełnia sałatka ze świeżych warzyw z awokado i oliwą z oliwek;

Posiłek 5: znajdziemy w nim bataty – doskonałe źródło węglowodanów, odpowiednie zarówno pod względem walorów smakowych, jak i składników odżywczych, do tego przyprawy dla podkręcenia smaku oraz mleczko kokosowe, które nie tylko uzupełnia całość smakiem, lecz dostarcza również zdrowych tłuszczy.

Mezomorfik

Śmiało można powiedzieć, że to najrzadziej występujący typ budowy: wąskie biodra, szeroko rozłożone barki i naturalne predyspozycje do osiągania ponadprzeciętnych wyników.

To sprawia, iż ten typ budowy dominuje w wielu dyscyplinach sportowych. U mezomorfika testosteron oraz hormon wzrostu są na wysokim poziomie, co tworzy doskonałe środowisko do szybkiego rozwoju masy mięśniowej, zwiększania siły oraz zachowania niskiego poziomu tkanki tłuszczowej.

Jak powinien odżywiać się mezomorfik?

Z uwagi na optymalnie pracujący metabolizm i minimalne ryzyko otłuszczania się jadłospis mezomorfika będzie mocno uzależniony od rodzaju podjętej aktywności fizycznej. W jego przypadku nie ma bowiem przeciwwskazań, tak jak u endomorfika, żeby ograniczać węglowodany tylko do pór okołotreningowych i spożywania ich przed snem, nie ma również obowiązku dostarczania organizmowi ogromnej ilości węglowodanów, jak u ektomorfika.

Aby precyzyjnie dopasować dietę dla osoby o tym typie budowy, należy przede wszystkim zastanowić się, jakie powinno być tętno w czasie aktywności fizycznej. Przy bardzo intensywnych treningach, z tętnem maksymalnym na poziomie 90%, należy korzystać niemal wyłącznie z węglowodanów. Oznacza to, że podstawą posiłków okołotreningowych będą w sporej mierze węglowodany w połączeniu z minimalną ilością tłuszczów. Przy treningach o średniej intensywności, za to dłuższych – 75–85% tętna maksymalnego – organizm będzie mniej więcej w połowie korzystał z węglowodanów i w połowie z tłuszczów. Te proporcje mogą się oczywiście delikatnie zmieniać – np. 60% węglowodanów i 40% tłuszczów. Oznacza to, że posiłek przed- i potreningowy musi być

Jadłospis mezomorfika będzie mocno uzależniony od rodzaju podjętej aktywności fizycznej.

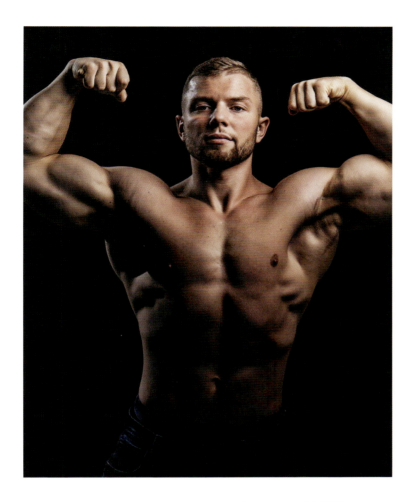

w pełni zbilansowany. Z kolei przy treningach o niskiej intensywności – 60–70% tętna maksymalnego – organizm chętniej będzie
czerpać energię z kwasów tłuszczowych, toteż doskonale sprawdzą
się posiłki białkowo-tłuszczowe z niewielkim dodatkiem węglowodanów (20–30%).

Jeśli jednak w ciągu tygodnia treningi mezomorfika znacznie
różnią się od siebie intensywnością, warto każdy dzień dopasować indywidualnie pod kątem żywienia, uwzględniając powyższe
zalecenia. Mam tu na myśli zarówno rotację węglowodanami, jak
i tłuszczami, w zależności od aktywności danego dnia.

Powyższe zasady będą dotyczyć głównie posiłków okołotreningowych. Śniadania pozostawiłbym w układzie białkowo-tłuszczowym, a kolacje jako wysokowęglowodanowe – tak jak w przypadku pozostałych typów budowy.

Przykładowa dieta 3800kcal dla mężczyzny o typie budowy mezomorficznym

Trenując sporty walki dwa razy dziennie: z porannym treningiem o mniejszej, a popołudniowym o wysokiej intensywności.

Dzień należy rozpocząć standardowo, od dokwaszenia żołądka, co później będzie się przekładać na lepsze trawienie i wchłanianie składników odżywczych. W tym celu dobrze jest wypić szklankę wody z dodatkiem ½ cytryny, 2 łyżek octu jabłkowego oraz ⅓ łyżeczki soli kłodawskiej.

Posiłek 1 – śniadanie: jajecznica z 5 całych jaj, smażona na łyżce masła klarowanego lub oleju kokosowego, do tego 50 g boczku i warzywa. Po posiłku suplementujemy witaminy A, D, K i E, gdyż są one rozpuszczalne tylko w tłuszczach;
Szejk przed treningiem: 5 g beta-alaniny, 5 g kreatyny, 2 g witaminy C, 2000 mg kwasu omega-3
– szejk po treningu: 30 g izolatu białka, 2 surowe żółtka (skorupki jajka należy przed rozbiciem sparzyć wrzątkiem), 2 dojrzałe banany i 10 g oleju MCT.

Posiłek 2 – drugie śniadanie: 200 g piersi z indyka, 100 g ryżu basmati oraz sałatka z łyżką oliwy z oliwek i 30 g orzechów; dodatkowo można do tego posiłku włączyć kiszonki: kapusta kiszona lub ogórki kiszone.

Posiłek 3 – obiad: 250 g łososia albo innej tłustej ryby, 100 g ryżu basmati i sałatka z warzywami;
Szejk przed drugą sesją treningową: 5 g beta-alaniny, 5 g kreatyn, 2 g witaminy C, 2000 g kwasu omega-3

Szejk po treningu: 30 g izolatu białka, 2 surowe żółtka, 50 g daktyli suszonych oraz 10 g oleju MCT.

🍴 **Posiłek 4** – kolacja: 150 g chudej ryby, np. dorsza albo miruny, 400 g batatów pieczonych lub gotowanych, warzywa, 20 g oleju kokosowego.

Tym razem jest to dieta z podziałem na 4 posiłki z odpowiednim rozłożeniem składników odżywczych oraz suplementacją. W tej rozpisce znajdziecie również wiele szejków, które mają zostać szybko strawione i dostarczyć tego, co niezbędne – przed i po treningu. Nie powinny zalegać w żołądku, tylko zasilać mięśnie, służyć ich odbudowie i możliwie jak najszybszej regeneracji. Śniadanie powinno być białkowo-tłuszczowe, natomiast dalsze posiłki – zbilansowane.

Gdy poziom cukru we krwi po treningu się unormuję, w drugiej połowie dnia z powodzeniem można przyjmować już węglowodany, które będą dużo lepiej pożytkowane przez organizm dzięki większej wrażliwości komórek. Uzupełnione zostaną wtedy uszczuplone zapasy glikogenu mięśniowego. Ponadto duża pula węglowodanów spożywana w ostatnim posiłku będzie miała bezpośredni wpływ na regenerację organizmu podczas snu. Dzieje się tak głównie za sprawą produkcji melatoniny, która jest odpowiedzialna za jakość snu. Węglowodany dostarczone w ostatnim posiłku nie tylko będą powodować lepszą regenerację w nocy, ale też naładują mięśnie wystarczającą ilością glikogenu, tak by rano po zjedzeniu tłustego śniadania znów umożliwić wykonanie bardzo efektywnej jednostki treningowej na „w pełni naładowanych bateriach". W przypadku treningu o bardzo wysokiej intensywności w godzinach porannych można dodać do śniadania węglowodany, np. w formie chleba na zakwasie albo płatków jaglanych.

Duża pula węglowodanów spożywana w ostatnim posiłku będzie miała bezpośredni wpływ na regenerację organizmu podczas snu.

📋 **Przykładowa dieta na 2800 kcal dla kobiety o budowie mezomorficznej**

Trenując siłowo, raz dziennie.

🍴 **Posiłek 1** – śniadanie: jajecznica z 4 całych jaj, smażona na 1 łyżce masła klarowanego lub oleju kokosowego, do tego 40 g boczku i warzywa.

🍴 **Posiłek 2** – drugie śniadanie: 150 g polędwicy wieprzowej, 50 g ryżu basmati oraz sałatka warzywna z dodatkiem 20 g oleju lnianego.
Szejk przed treningiem: 5 g beta-alaniny, 5 g kreatyny, 2 g witaminy C, 2000 mg kwasu omega-3;
Szejk po treningowy: 40 g izolatu białka serwatkowego, 200 g wody kokosowej, 50 g daktyli suszonych, 200 g malin.

🍴 **Posiłek 3** – obiad: 100 g łososia albo innej tłustej ryby, 100 g kaszy jaglanej i sałatka z warzywami, dodatkiem 10 g oleju lnianego i 20–30 g orzechów brazylijskich.

🍴 **Posiłek 4** – kolacja: 100 g chudej ryby (np. dorsza albo miruny), 400 g batatów pieczonych lub gotowanych, warzywa, 20 g oleju kokosowego.

Śniadanie standardowo zawiera układ białkowo-tłuszczowy, natomiast dalsze posiłki są zbilansowane. Gdyby trening siłowy miał miejsce z samego rana, można by było z powodzeniem zjeść węglowodany już w pierwszym posiłku, poprzedzającym jednostkę treningową.

W naszym planie mamy jednak trening dopiero po drugim posiłku, więc tam wędrują węglowodany. Dodatkowo mamy chudą polędwicę wieprzową oraz sałatkę z olejem lnianym. Świetna baza przed ciężkim treningiem.

Po treningu czas na szejka składającego się głównie z węglowodanów oraz białka.

Posiłek 3 i 4 (potreningowe) dodatkowo zadbają o naszą regenerację, dostarczając świetnej jakości protein, węglowodanów złożonych i zdrowych tłuszczy.

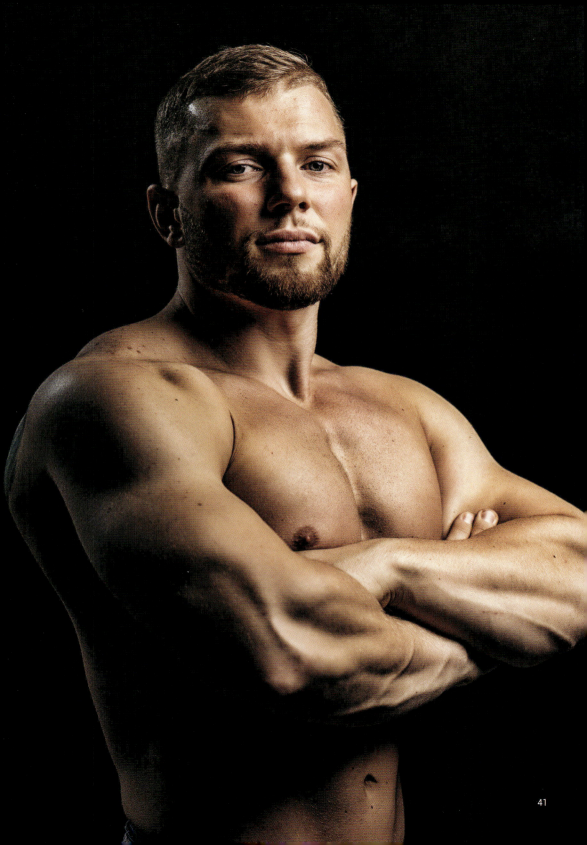

KTN – kwasy tłuszczowe nasycone w diecie sportowca

W każdej z diet, które tutaj zaproponowałem, jest relatywnie dużo tłuszczów nasyconych. Znajdują się one głównie w produktach pochodzenia zwierzęcego – w mięsie, jajach oraz nabiale dobrej jakości, lecz także w oleju kokosowym (tłuszcz roślinny). Wiele osób pewnie się zdziwi: jak to? Przecież to tak dużo cholesterolu!

Owszem, znajdziemy tutaj sporo cholesterolu, ale trzeba pamiętać, że jest on absolutnie niezbędny do prawidłowego funkcjonowania i regeneracji. Jeśli ktoś go eliminuje z Twojej diety, to znaczy, że chce Ci mniej lub bardziej świadomie zaszkodzić. Moim zdaniem wynika to głównie z tego, że cholesterol wciąż jest mylnie posądzany o udział w powstawaniu choroby niedokrwiennej serca, a – jak wiadomo – sto razy wypowiedziane kłamstwo staje się prawdą.

Cholesterol wciąż jest mylnie posądzany o udział w powstawaniu choroby niedokrwiennej serca.

Jeśli w badaniach krwi stosunek frakcji HDL do LDL został zachowany – czyli 1:2 albo 1:1 – to w przypadku osób intensywnie trenujących nie ma obawy o zbyt wysoki poziom cholesterolu. Wyniki cholesterolu całkowitego mogą wahać się od 150 do 350 mg/dL, w zależności od wieku, płci, uprawianej dyscypliny sportu oraz okresu treningowego.

Obawiałbym się natomiast przypadków, gdy poziom cholesterolu jest zbijany przez leki zwane statynami. Poza problemami z sercem statyny powodują wiele skutków ubocznych. Niestety takie praktyki stosowane są przez wielu lekarzy, kiedy poziom cholesterolu u pacjenta wykracza poza normę 190 mg/dL. Lekarze ci nie biorą pod uwagę przypadków sportowców, którzy zawsze będą mieli podniesiony cholesterol z uwagi na większą ilość stanów zapalnych spowodowanych ciężkimi treningami. Podkreślam więc bardzo

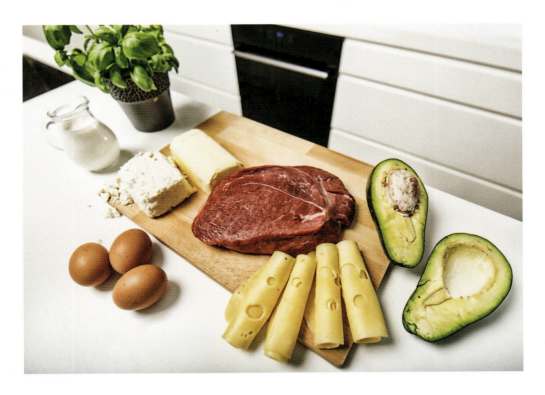

wyraźnie: nie ma żadnego związku między spożywaniem kwasów tłuszczowych nasyconych a chorobami serca.

Mitów związanych cholesterolem jest mnóstwo – jeszcze nie tak dawno mówiło się chociażby, że nie można spożywać więcej niż kilka jajek na tydzień. I że kwasy tłuszczowe nasycone obciążają wątrobę, co jest oczywiście bzdurą. Dobrym przykładem jest tutaj olej kokosowy, który w swoim składzie ma 90% kwasów tłuszczowych nasyconych oraz kwas laurynowy, chroniący wątrobę przed negatywnym wpływem takich czynników jak toksyny, bakterie czy alkohol. W przypadku niealkoholowego stłuszczenia wątroby olej kokosowy przyczynia się również do redukcji jej uszkodzeń.

Tłuszcze nasycone są o wiele zdrowsze niż wielonienasycone, chociaż większość informacji płynących z mediów mówi inaczej. Szkoda tylko, że rozsiewający te wieści nie rozumieją podstaw biochemii. Nasycony kwas tłuszczowy to taki, w którym każdy atom węgla jest powiązany z maksymalną liczbą atomów wodoru.

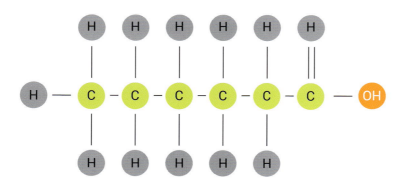

Wiązanie kwasów tłuszczowych nasyconych

Wszystkie wiązania, jak widać na rysunku, są zajęte i żaden atom nie może już połączyć się z cząsteczką, co sprawia, że kwasy te są o wiele bardziej stabilne i mniej podatne na utlenianie niż nienasycone kwasy tłuszczowe. W tłuszczach roślinnych, czyli wielonienasyconych, występują z kolei wiązania podwójne, w które wchodzi tlen.

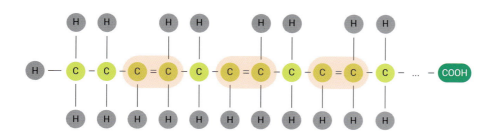

Wiązanie kwasów tłuszczowych wielonasyconych

Skutkiem tego jest powstawanie tlenków, nadtlenków i podtlenków, co może powodować stany zapalne i drobne uszkodzenia w tkankach. Kolejną przewagą tłuszczów zwierzęcych nad roślinnymi jest fakt, iż posiadają dużo większą wartość biologiczną dzięki kompleksowi enzymów, witamin i minerałów.

Gdyby rzeczywiście winowajcą wszystkich chorób sercowo-naczyniowych albo cukrzycy był tłuszcz pochodzenia zwierzęcego, to np. Eskimosi, Masajowie czy Samburowie dawno by wyginęli, bo ich diety praktycznie w większości opierały i opierają się na tłustych mięsach i dużej ilości bardzo tłustego mleka (szczególnie w przypadku ostatniej grupy) – historia jednak pokazuje, że przez setki lat w ogóle nie mieli takich problemów. Co ciekawe, poziom cholesterolu u Masajów, mimo spożywania ok. 2 l tłustego mleka i nawet kilku kilogramów mięsa tygodniowo, był niższy niż u 50% Amerykanów. O co więc chodzi? O to, że nadmierny cholesterol jest produkowany głównie z nadmiaru węglowodanów w diecie albo częstych stanów zapalnych. Nie jest to jednak wina tłuszczów nasyconych.

To mało znany fakt, ale nawet mleko matki składa się mniej więcej w połowie z tłuszczów nasyconych (w każdej części świata wygląda to nieco inaczej). A to, co tworzy natura, nie może być pomyłką.

Jak widać, tłuszcze nasycone należą do bardzo ważnych, prozdrowotnych składników diety, a zawarty w nich cholesterol ma wiele korzystnych właściwości. Oto kilka z nich:

→ Jest prekursorem wszystkich hormonów płciowych – żeńskich i męskich, bez niego gospodarka hormonalna, mówiąc w dużym skrócie, po prostu przestaje właściwie funkcjonować. Jeśli z hormonami jest źle, wyniki sportowe idą drastycznie w dół, a samopoczucie jest beznadziejne. Brak cholesterolu w diecie będzie również skutkował problemami z płodnością.

→ Jest niezbędny do prawidłowego funkcjonowania mózgu, który składa się w 60% z tłuszczu, z czego dużą część stanowi właśnie cholesterol. Jest też niezbędny do produkcji neurotransmiterów.

→ Wpływa na poprawne działanie receptorów serotoniny, czyli hormonu odpowiadającego za samopoczucie, perystaltykę jelit, sen oraz zdolności poznawcze.

→ Co najmniej połowa tkanek w organizmie składa się z kwasów tłuszczowych nasyconych.

Cholesterol dostarczany za pomocą pożywienia przyczynia się do spowolnienia procesu demencji starczej, choroby Alzheimera czy Parkinsona.

Odżywiając więc lepiej tkanki, znacznie minimalizujesz ryzyko kontuzji oraz poprawiasz swoją odporność, a także sprawiasz, że Twoje ciało będzie funkcjonować optymalnie.

Między bajki należy włożyć konieczność ograniczania spożycia tłuszczów nasyconych do 10%.

Kończąc temat tłuszczów, chciałbym zająć się jeszcze kwestią: ile w diecie powinno być tłuszczów nasyconych i nienasyconych omega-3-6-9?

Zależy to głównie od podejmowanego wysiłku. Jeśli jest on bardzo intensywny (dyscypliny sprinterskie, budowanie siły, masy mięśniowej, dynamiki), a puls, na którym pracujemy, jest na poziomie 80% HR i wyższym, zapotrzebowanie na tłuszcze w diecie powinno być w większości pokrywane z tłuszczów nasyconych – ok. 60%. Nie można natomiast zapominać o cennych kwasach omega-9. Ich udział w diecie powinien oscylować w granicach 20–30%, podczas gdy nienasycone kwasy tłuszczowe powinny stanowić ok. 10–15% zapotrzebowania na tłuszcze – zależy nam przede wszystkim na EPA oraz DHA.

Z kolei jeśli wysiłek jest bardziej wytrzymałościowy i tętno maksymalne, na którym pracujemy, to 50–70%, zdecydowanie lepszym wyborem będzie postawienie na kwasy tłuszczowe omega-9 – nawet 50% zapotrzebowania. Należy pamiętać również o cennych kwasach tłuszczowych nasyconych (20–30%) oraz nienasyconych kwasach tłuszczowych omega-3: EPA i DHA (10–20% całego zapotrzebowania na tłuszcze).

💡 **Aby było Ci łatwiej to wszystko sobie dobrze poukładać i dopasować do swojego jadłospisu, podaję, gdzie można znaleźć poszczególne kwasy tłuszczowe:**

→ **kwasy tłuszczowe nasycone:** mięsa z naturalnym tłuszczem, masło, smalec, olej kokosowy, wiórki kokosowe, mleko kokosowe;

→ **omega-9:** awokado, oliwa z oliwek (w szczególności oliwa z oliwek liguryjskich), orzechy nerkowca, laskowe, macadamia, pistacje, orzesznik jadalny (pecan);

→ **omega-3:** olej lniany, tran, skwalen, ryby, owoce morza, migdały, orzechy włoskie.

💡 **Które produkty zawierające tłuszcze są więc niezdrowe, a mimo to często znajdują się w „zdrowej" diecie sportowca?**

→ **olej** słonecznikowy, rzepakowy, sezamowy, sojowy, olej z krokosza barwierskiego, olej z ostropestu, margaryna, orzechy ziemne;

→ **tłuszcze trans,** które najczęściej spotykane są w fast foodach, słodyczach i żywności przetworzonej.

Te produkty będą powodowały stany zapalne w organizmie, a stosowane w nadmiarze mogą przyczynić się do poważnych chorób sercowo-naczyniowych.

Zboża — dlaczego w moich dietach nie ma pieczywa i makaronów?

Podstawowym problemem ze zbożami, takimi jak pszenica, owies, żyto czy jęczmień, jest to, że zawierają gluten. Nazywam to problemem, ponieważ 90% światowej uprawy tych zbóż to zmodyfikowane gatunki GMO, które w ogóle nie przypominają tych samych zbóż sprzed półwiecza.

W pewnym momencie rozwoju rolnictwa zaczęto bowiem stosować środki ochrony roślin, które miały na celu ochronę plonów przed niekorzystnymi warunkami, owadami i grzybami. W efekcie otrzymujemy dziś produkty, które ciągną za sobą falę chorób układu autoimmunologicznego, nowotworów i rozmaitych alergii.

Oczywiście, są osoby całkowicie zdrowe i czujące się dobrze, choć regularnie spożywają pszenne pieczywo. Znam również osoby palące paczkę papierosów dziennie, które czują się świetnie. Pytanie, czy jest to optymalne z punktu widzenia sportowca, który szkodząc swoim jelitom, będzie o wiele gorzej przyswajał składniki odżywcze? Jak bowiem wiadomo, nie jesteśmy tym, co jemy, tylko tym, co wchłaniamy. Ponadto uszkodzenia nabłonka w jelitach sprawiają, że pojawiają się dużo większe skłonności do chorób autoimmunologicznych, takich jak np. niedoczynność tarczycy, bezpłodność, cukrzyca typu II, stwardnienie rozsiane, reumatoidalne zapalenie stawów, toczeń, schizofrenia czy depresja.

Co innego, gdy mówimy o chlebie robionym na zakwasie. Takie pieczywo jest o wiele lepsze i jak najbardziej możemy z niego korzystać jako dodatku do zdrowej diety.

Uszkodzenia nabłonka w jelitach sprawiają, że pojawiają się dużo większe skłonności do chorób autoimmunologicznych.

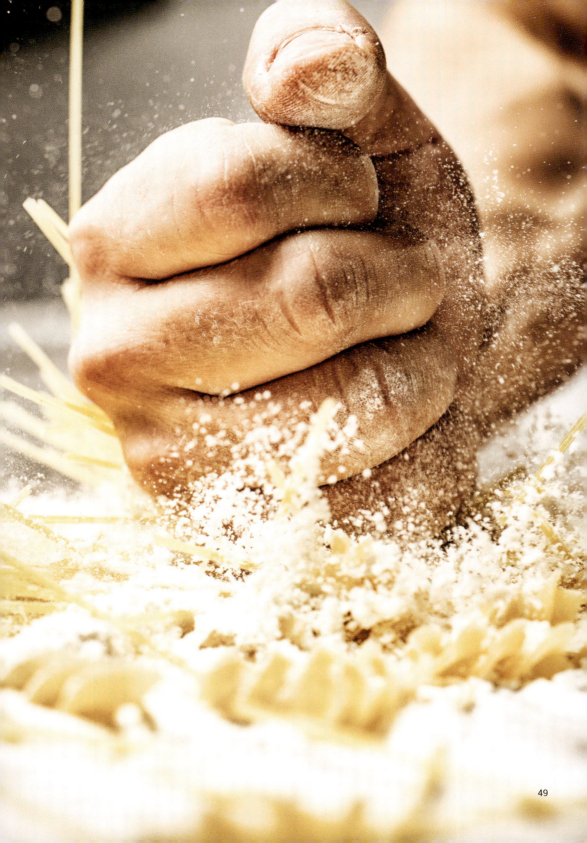

Kolejnym problemem jest niekorzystny wpływ glutenu na stawy. Tkanka chrzęstna szklista jest stopniowo przez niego degradowana, przez co z czasem traci swoją elastyczność i twardość. Dlatego nie myśl o suplementach mających wspomóc stawy, tylko w pierwszej kolejności wyeliminuj potencjalną przyczynę problemu, czyli zbyt dużą ilość stanów zapalnych.

Mógłbym przytaczać przypadki sportowców z małym bólem w stawach, którym pomogło bezglutenowe żywienie, ale myślę, że ciekawszym przykładem będzie moja 60-letnia babcia, która od ponad 20 lat borykała się z reumatoidalnym zapaleniem stawów. Zaleciłem jej, by odstawiła gluten i jadła wedle moich zaleceń, a ponadto wprowadziła pewne witaminy i minerały do diety (głównie D, A, K, B-complex, omega-3 i MSM, czyli siarkę organiczną). Po miesiącu zrezygnowała z połowy leków, bez których nie potrafiła wcześniej funkcjonować. Po pół roku odstawiła leki całkowicie. Dzisiaj mówi że lata, a nie chodzi!

Nie jest zaskoczeniem, że ludzie nie wyobrażają sobie kilku dni bez pieczywa.

Jeśli masz problemy ze stawami, zamiast kupować kolejne pudełko odżywki „na stawy", zacznij od potencjalnej przyczyny problemu i wyrzuć gluten z diety. Owszem, ciężko jest zrezygnować z makaronu lub świeżego, pachnącego pieczywa. Jednakże gluten – podobnie jak heroina – oddziałuje na receptory opioidowe w naszym mózgu, powodując swoiste uzależnienie. Nie jest więc zaskoczeniem, że ludzie nie wyobrażają sobie kilku dni bez pieczywa. Najbardziej charakterystyczne jest to, że gdy mówię, jak powinni się odżywiać, by osiągnąć swój cel, są w stanie spełnić 99% założeń, ale gdy wskazuję, że należy zrezygnować ze zwykłego pieczywa, są oburzeni.

Trudno się temu dziwić, biorąc pod uwagę to, co napisałem wcześniej. Jesteśmy tak nauczeni od najmłodszych lat, jednak to, co powszechne, nie zawsze jest dobre. Nie twierdzę, że pszenica jest odpowiedzialna za wszystko, co najgorsze, lecz jeśli możemy uniknąć tego, co potencjalnie szkodliwe – nawet będąc zdrowymi – warto to, moim zdaniem, zrobić. Pamiętajmy, że kropla drąży skałę – to, że dzisiaj jesteśmy zdrowi i na wszystko sobie pozwalamy, mniej lub bardziej da o sobie znać w przyszłości.

Proponuję wszystkim osobom uważającym, że odżywiają się we właściwy sposób, odstawić gluten na 3 tygodnie. Gdy zobaczycie różnicę, będziecie wiedzieli, czy to, o czym piszę, ma sens. Z doświadczenia wiem, że nawet u osób zdrowych samopoczucie przy diecie bezglutenowej jest znacznie lepsze, poprawia się ich wydolność, umysł pracuje dużo sprawniej, a w dodatku niejedno-krotnie znikają wysypki i trądzik, które dokuczały im przez całe życie.

To jeszcze nie wszystko, co musicie zrobić. Po 3–4 tygodniach z powrotem wprowadźcie do diety pieczywo, makarony i zobaczcie, jak będziecie się czuć. Skoro to takie niegroźne, pewnie nie będzie różnicy, prawda? Proponuję zrobić taki test i się przekonać. Z góry jednak wiem, jaki będzie efekt, ponieważ spotykam się kilka razy dziennie z takimi przypadkami u osób, z którymi współpracuję.

Sportowcy są o wiele bardziej narażeni na rozszczel-nienie bariery jelitowej w związku z dużym stresem fizycznym i psychicznym, powinni zatem szczególnie dbać o to, by nie potęgować tego innymi czynnikami. Korzystajmy więc z produktów o minimalnym stopniu przetworzenia i z jak najmniejszą ilością substancji antyodżywczych.

Dieta wegetariańska w sporcie wyczynowym

Od razu chcę podkreślić, że nie jestem zwolennikiem bazowania wyłącznie na białku pochodzenia roślinnego. Mimo to wiem, że jest wiele osób eliminujących mięso z diety z różnych powodów — ekologicznych, moralnych, religijnych czy zdrowotnych. Wciąż jednak pozostają jajka, ryby czy nabiał, które mogą być doskonałym źródłem pełnowartościowego białka, kwasów tłuszczowych oraz skarbnicą witamin i minerałów.

Chciałbym poruszyć również kwestię białka roślinnego, które w pewnym stopniu jest w stanie pokryć potrzeby żywieniowe osób trenujących. Podstawowe znaczenie ma komplementarność białek w ciągu doby, a w przypadku dzieci — przez ok. 5 godzin, im szybciej, tym lepiej.

Przy korzystaniu z roślin strączkowych należy także pamiętać o ich prawidłowym przygotowaniu — w przypadku nasion i orzechów oznacza to ich odpowiednie namaczanie przed dalszą, termiczną obróbką.

Białka roślinne mają w składzie wszystkie aminokwasy, których potrzebujemy.

Białka roślinne mają w składzie wszystkie aminokwasy, których potrzebujemy, ale nie całkiem w takich proporcjach, jak byśmy tego chcieli. Rozwiązaniem tego problemu jest wykorzystanie rozmaitych źródeł białka roślinnego i łączenie ich tak, by uzyskać ilość aminokwasów pokrywającą nasze zapotrzebowanie. Należy więc spożywać urozmaicone posiłki, do których przygotowania wykorzystamy kilka różnych białek roślinnych, wzajemnie uzupełniających swoje aminogramy.

Z produktów zbożowych zasobnych w białko warto wymienić takie produkty jak choćby amarantus, kaszę gryczaną czy komosę ryżową, które mają dobry profil aminokwasów i są bezglutenowe.

Kolejna istotna sprawa to przyswajalność białka pochodzenia roślinnego – zazwyczaj jest niższa o 10–40% niż białka pochodzenia zwierzęcego. Dobrym źródłem białka może być spirulina i czarna fasola, gdyż zawierają sporo cennej leucyny. Z punktu widzenia przyswajalności można zwrócić uwagę na nasiona strączkowe, jednak należy pamiętać o ich uprzednim namaczaniu.

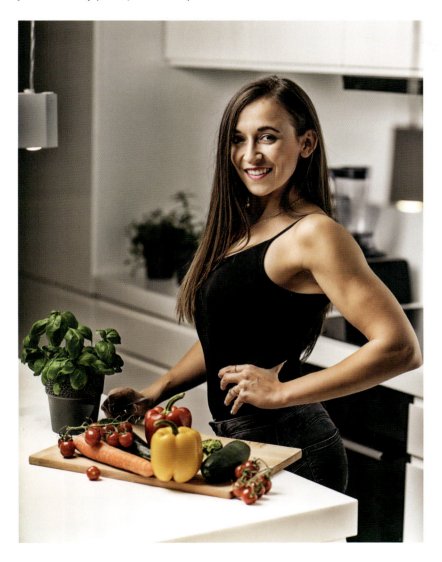

Jajka i ich rola w diecie bezmięsnej

Jeśli nie masz problemów z tolerancją jajek, jedz przynajmniej kilka sztuk dziennie. Ich wartość biologiczna sprawia, że doskonale odżywiają nasze mięśnie i tkanki. Ponadto dostarczymy w ten sposób organizmowi niezbędnego cholesterolu, kwasów tłuszczowych i witamin. Ludzie mówiący, że jajka są szkodliwe, absolutnie nie mają racji. Wykonano w ostatnich latach wiele badań, których wyniki dowiodły, że jedzenie jajek nie ma żadnego wpływu na odkładanie się blaszek miażdżycowych, będące przyczyną miażdżycy. Cholesterol zawarty w jajkach będzie przyczyniał się natomiast do odpowiedniej produkcji testosteronu, estrogenu i kortyzolu – więc jest w Twojej diecie niezbędny.

Jedzenie jajek nie ma żadnego wpływu na odkładanie się blaszek miażdżycowych.

Osobiście polecam kupować jaja wiejskie, a nie z chowu klatkowego. Wtedy będziemy mieli pewność, że otrzymujemy bogactwo kwasów omega-3 oraz witamin A, D, E i B12, żelaza, kwasu foliowego, wapnia i choliny, która ma ogromny wpływ na pracę mózgu, prawidłowy rozwój organizmu i pamięć. W przypadku jaj z chowu klatkowego ten cenny skład ubożeje, ze względu na to jak są hodowane. Może więc warto zastanowić się nad kwestią finansową: jeśli stać Cię na kawę ze starbucksa, powinieneś znaleźć też pieniądze na jajka z prawdziwego zdarzenia.

Ryby – zdrowe czy nie?

Ryba to kolejna pozycja jadłospisu, która nie powinna być eliminowana z diety wegetariańskiej. Koniecznie trzeba jednak zadbać o to, skąd pochodzi – podobnie jak z jajkami czy nabiałem. Polecam celować w lokalne łowiska słodkowodne. Podstawową zaletą takich ryb jest kompletna zawartość aminokwasów, dobrych kwasów tłuszczowych omega-3 oraz minerałów: jodu, magnezu, selenu czy żelaza.

Osobom borykającym się z niedoczynnością tarczycy polecam szczególnie ryby bogate w jod i selen. Zdrowe są zarówno ryby tłuste, jak i chude – wszystkie będą doskonałym uzupełnieniem diety wegetariańskiej.

Jeśli nie masz dostępu do ryb ze sprawdzonych źródła, odradzałbym ich spożywanie. Zarówno ryby hodowlane, jak i owoce morza żyją w coraz gorszym środowisku – wodach zanieczyszczonych toksynami i obfitujących w szkodliwą rtęć. Zatrucia rtęcią zdarzają się każdego dnia, ale trzeba wziąć pod uwagę, że wskutek regularnego spożywania skażonych ryb i owoców morza może także dochodzić do powolnego zatrucia.

Zwracaj zatem baczną uwagę na te kwestie, gdyż raczej możesz wyrządzić sobie krzywdę, niż odnieść jakikolwiek pozytywny skutek.

Nabiał: kolejny kontrowersyjny temat – jak jest naprawdę?

Po pierwsze, musisz sobie odpowiedzieć na pytanie, czy nie występuje u Ciebie alergia na nabiał bądź jego nietolerancja. Jeśli po spożyciu mleka, twarogu czy innego przetworu mlecznego występują u Ciebie biegunki, bóle brzucha, wysypki, retencja wody podskórnej czy inne symptomy, może to oznaczać, że nie tolerujesz białka mlecznego, czyli kazeiny albo laktozy – dwucukru zawartego w większości przetworów mlecznych. Weź też pod uwagę, że objawy nietolerancji mogą ujawniać się dopiero po kilku dniach po spożyciu. Jeśli masz takie dolegliwości, lepiej będzie, gdy całkowicie zapomnisz o produktach mlecznych – również o białku serwatkowym.

Błędem, który często można zauważyć, jest sięganie „w zastępstwie" po mleko kozie – niestety jest one mocno zbliżone składem i zawiera porównywalną co mleko krowie ilość kazeiny, która stanowi najczęstszą przyczynę nietolerancji. Zacznijmy od tego, że kazeina – podobnie jak jajka – powoduje reakcje alergiczne u pewnej części konsumentów. Nie znaczy to jednak, że są to produkty niezdrowe i szkodzą wszystkim. Kazeina to bogactwo aminokwasów, które wartością biologiczną przewyższają niektóre mięsa, doskonale więc sprawdzi się w diecie bezmięsnej.

Jeśli mamy dostęp do naturalnego, nieprzetworzonego nabiału, absolutnie nie powinniśmy z niego rezygnować.

Objawy nietolerancji mogą ujawniać się dopiero po kilku dniach po spożyciu.

Po jakie więc produkty możemy sięgać?

→ twaróg – zawiera sporo białka dobrej jakości, a małą ilość cukrów; może stanowić bazę posiłku;
→ kefir – powinien służyć jedynie jako dodatek do diety (do zupy

albo sałatki), ma dostarczać żywych kultur bakterii i pełnić funkcję prebiotyku;

→ sery żółte – to dobre źródło białka, tłuszczów, niewielkiej zawartości cukrów;

→ mleko tłuste – tylko w małej ilości (np. do kawy), z uwagi na niekorzystny stosunek białka do cukrów.

Powtórzę: jeśli lubisz wyżej wymienione produkty i nie masz żadnych kłopotów z ich tolerancją, nie musisz się przejmować spożywaniem nabiału dobrej jakości 1–2 razy na tydzień.

Podsumowując temat diety bezmięsnej – może być ona bardzo dobrym modelem żywienia, ale pod warunkiem, że dbamy o odpowiednie zbilansowanie posiłków, dobór produktów i ich jakość. Powinniśmy też pamiętać o regularnych badaniach krwi. Szczególną uwagę zwróciłbym na poziom witaminy B12 i żelaza. Zazwyczaj jest on niski u osób, które nie spożywają produktów odzwierzęcych.

Wbrew temu, co na ogół myśli się o diecie bezmięsnej, nie jest ona nowością.

Już Leonardo da Vinci czy Albert Einstein stosowali z powodzeniem taki model żywienia, jednocześnie mocno go rekomendując. Powiesz, że nie byli sportowcami? Dobrze, ale wśród wegetarian mamy również wybitnych sportowców, takich jak Scott Jurek (ultramaratończyk), Mac Danzig (zawodnik MMA) albo Oktawia Nowacka (pięcioboistka).

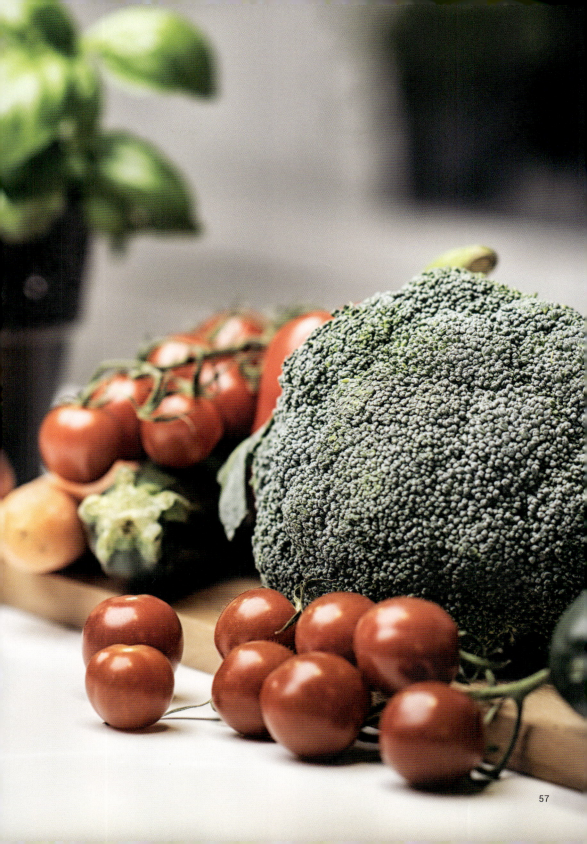

Trawienie — jesteśmy tym, co wchłaniamy, a nie tym, co jemy!

Trawienie to kolejny element układanki, o który powinni dbać wszyscy sportowcy bez względu na wiek, płeć, typ budowy i aktywność fizyczną.

Wielu dietetyków mówi o rozmaitych dietach — że przynoszą korzyści, poprawiają wyniki, że lepiej się po nich czujemy — ale mało kto zwraca uwagę na to, by w pełni przyswajać to, czego dostarczamy organizmowi za pośrednictwem posiłków. Aby zrozumieć ten proces, zacznijmy od początku. Wtedy będziemy w stanie odpowiednio działać i czerpać stuprocentową korzyść ze starannie opracowanej diety.

Zakwaszenie żołądka jest absolutną podstawą w procesie dobrego przyswajania.

Gdy przeżuwasz posiłek, łączy się on z enzymami zawartymi w ślinie i powstaje tzw. miazga pokarmowa. Taka papka przesuwa się przełykiem do żołądka, gdzie zostaje rozłożona na jeszcze mniejsze składniki. Aby żołądek odpowiednio sobie poradził np. ze wstępnym trawieniem mięsa, musi mieć odpowiednio niskie pH. Mówiąc prościej: musi być zakwaszony. Zakwaszenie żołądka jest absolutną podstawą w procesie dobrego przyswajania, dlatego poniżej przypominam, jak to zrobić. Od tego prostego działania powinniśmy zacząć, jeśli myślimy o poprawie nawyków żywieniowych, ponieważ to dzięki kwasom żołądkowym zaczynamy rozkładać pokarm. Następnie nadtrawione jedzenie trafia do jelita cienkiego, a stamtąd większość składników pokarmowych zostaje wchłonięta do organizmu — pozostałości natomiast wędrują do jelita grubego. Temat jelit poruszę w kolejnej części, teraz chciałbym się skupić na pracy samego żołądka.

→ Kwas żołądkowy składa się głównie z kwasu solnego, będącego głównym składnikiem trawienia, oraz pepsyny pozwalającej rozkładać białka na aminokwasy.

→ Możesz odżywiać się poprawnie, ale jeśli Twój żołądek nie jest w stanie dobrze wstępnie trawić pokarmów, jedzenie będzie przez Ciebie „przelatywać", nie dając przy tym zbyt wielu korzyści.

→ Osoby z niedokwaszonym żołądkiem często odczuwają również zgagę, czyli pieczenie w przełyku i/lub klatce piersiowej. Wynika to z faktu, że kwas żołądkowy cofa się do przełyku, co powoduje dyskomfort. Największym błędem popełnianym przez wiele osób jest sięganie po leki na zgagę — w ten sposób wyłącza się z pracy żołądek na kilkanaście godzin, co jest bardzo niezdrowe.

Rozwiązaniem jest, oczywiście, zakwasić żołądek. Sposób jest bardzo prosty i polecam go każdemu, bez względu na to, czy ma zgagę, czy nie, ponieważ wpłynie to pozytywnie na inne aspekty zdrowotne.

 Zaraz po przebudzeniu wypij miksturę składającą się z:

- 300–400 ml wody wysoko zmineralizowanej,
- 2 łyżek octu jabłkowego BIO,
- ½ wyciśniętej cytryny,
- ⅓ łyżeczki soli kłodawskiej.

Taka mikstura nie tylko wpłynie korzystnie na trawienie, lecz także ustabilizuje poziom cukru we krwi i nawodni organizm po nocy. Można ją pić również wieczorem, przed zaśnięciem.

Jelita — Twój drugi mózg

Poza odpowiednim zakwaszeniem żołądka istotnym elementem w procesie trawienia, regeneracji, dobrego funkcjonowania, robienia postępów i wielu innych kluczowych czynników są dobrze funkcjonujące jelita.

Mikroflora jelitowa odgrywa bowiem bardzo ważną rolę w utrzymywaniu odpowiedniej tkanki tłuszczowej sportowca, wpływając na metabolizm pokarmu, normowanie apetytu, regulację pracy hormonów, wydatkowanie energii i walkę ze stanami zapalnymi.

Bardzo niewielu sportowców zdaje sobie jednak sprawę, że sprawne jelita są czynnikiem determinującym formę zawodniczą. Dlaczego to takie ważne? Ponieważ, powtórzę kolejny raz, nieważne, co jesz, istotne jest, co wchłaniasz. Możesz odżywiać się doskonale, ale pozostać niedożywionym, jeśli nie zadbasz o odpowiednio dokwaszony żołądek i przywrócenie równowagi mikroflory jelitowej.

Nade wszystko trzeba podkreślić, że aktywne spędzanie wolnego czasu jest zdrowe, ale sport wyczynowy rządzi się zupełnie innymi prawami. Organizm jest eksploatowany do granic możliwości, przez co aż 70% zawodowych sportowców miewa dolegliwości przewodu pokarmowego.

Co sprawia, że staje się on słabym ogniwem? W trakcie treningu dochodzi do transportu krwi do mięśni i serca, gdyż są to obszary, które muszą być najintensywniej zaopatrywane w krew podczas wysiłku. Konsekwencją tego jest niewystarczające ukrwienie przewodu pokarmowego, co z kolei powoduje zmniejszoną ilość tlenu i składników odżywczych trafiających do jelit.

Kolejne czynniki negatywnie wpływające na jelita to używki, słodycze, fast foody i inna żywność wysoko przetworzona, stres psychiczny i fizyczny, antybiotyki oraz leki przeciwbólowe. Wiedząc o tym, należy całkowicie zrezygnować z żywności przetworzonej na codzień, i jeść ją tylko okazjonalnie. Dlatego w moich dietach nie znajdziecie zbóż zawierających gluten, olejów roślinnych

Aktywne spędzanie wolnego czasu jest zdrowe, ale sport wyczynowy rządzi się zupełnie innymi prawami.

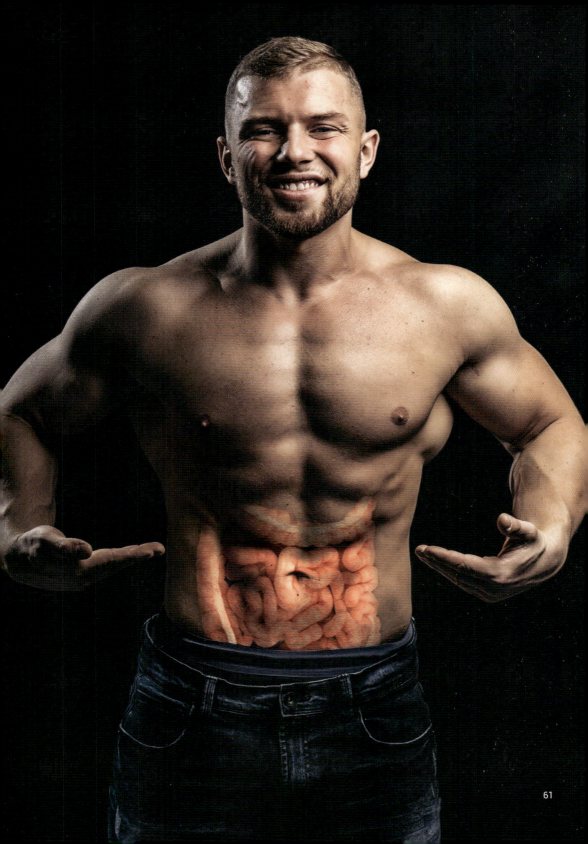

o działaniu prowokującym stany zapalne, dosładzanych napojów i innych substancji antyodżywczych, gdyż mają one destrukcyjny wpływ na jelita i stanowią główną przyczynę dzisiejszych chorób oraz coraz powszechniejszej otyłości.

Gdy ciągle odczuwasz zmęczenie, bezpośrednie dolegliwości ze strony przewodu pokarmowego – biegunki, bóle brzucha, wzdęcia – a także częste migreny, problemy skórne, zaburzenia hormonalne czy poczucie braku motywacji, w 90% problem leży w jelitach. Nie należy tego bagatelizować, ponieważ prędzej czy później stanie się to czynnikiem silnie ograniczającym dalsze postępy.

Zwiększona przepuszczalność bariery jelita cienkiego, zwana także zespołem nieszczelnego jelita, nie tylko źle wpływa na aspekty czysto sportowe, ale przede wszystkim na zdrowie. Większość chorób ma swe źródło właśnie tutaj.

W momencie gdy nasze jelito jest nieszczelne, dochodzi do przenikania niestrawionych cząstek pokarmowych, toksyn, grzybów i bakterii do krwiobiegu, w rezultacie czego organizm zaczyna z nimi walczyć, aktywując układ odpornościowy. Uruchomienie układu odpornościowego, którego zadaniem jest wyeliminowanie z układu krwionośnego wszystkiego, co nie powinno się tam znajdować (bez względu na to, czy jest to pożywienie, czy toksyna), prowadzi do rozmaitych stanów zapalnych i nierzadko również do często dziś spotykanych chorób autoimmunologicznych – niedoczynności tarczycy, cukrzycy, nadciśnienia i wielu innych.

Gdy zadbamy o odpowiednią kondycję jelit, większość szkodliwych substancji zostanie zatrzymana na powierzchni bariery jelitowej, a następnie skutecznie wyeliminowana z organizmu.

Jak dbać o kondycję jelit?

→ Dbaj o odpowiednią ilość błonnika w diecie, gdyż jego niedobór sprawia, że mikroflora jelitowa „zaczyna głodować". Minimum to 10g dla kobiet, i 20g dla mężczyzn.

→ Wyeliminuj substancje antyodżywcze, takie jak gluten, tłuszcze trans i oleje roślinne, powodujące stany zapalne (więcej o nich w części poświęconej tłuszczom).

→ Stosuj w diecie produkty przeciwzapalne – olej kokosowy nierafinowany, przyprawy (kurkumę czy rozmaryn), buraki, seler, brokuły, jagody, orzechy włoskie. Doskonale sprawdza się również tzw. zupa mocy, czyli bulion kostny.

→ Poddaj się odpowiedniej diagnostyce, która będzie miała na celu oszacowanie rodzaju zaburzeń i skali problemów przewodu pokarmowego. Najlepszym rozwiązaniem będzie wizyta u specjalisty i wykonanie stosownych badań.

→ Najczęściej stawianą diagnozą, gdy sportowiec wyczynowy skarży się na problemy jelitowe, jest zespół jelita nadwrażliwego. Początkowo objawia się to takimi problemami, jak bóle brzucha, zaparcia czy biegunki.

Kiedy już ustalisz, gdzie konkretnie leży problem, należy dobrać odpowiednie probiotyki, czyli żywe szczepy bakterii o właściwościach prozdrowotnych. Praktyka i badania naukowe pokazują, że stosowanie dobrze dopasowanej probiotykoterapii w sporcie wyczynowym w bardzo dużym stopniu łagodzi wspomniane dolegliwości przewodu pokarmowego. Ponadto nie sposób będzie nie zauważyć dużo lepszego funkcjonowania układu odpornościowego i mniejszej liczby stanów zapalnych – co przełoży się na minimalizowanie zachorowań. Aby probiotykoterapia była skuteczna, trzeba jednak zadbać o dobre specyfiki i ich systematycznie stosowanie. Najlepszym wyborem będą wieloszczepowe preparaty dobrej jakości.

Jakie konkretnie mają to być probiotyki, każdy z Was musi ustalić na podstawie oceny mikroflory jelitowej (poprzez badania kału) oraz dzięki stałej obserwacji dolegliwości. Jeśli zareagujecie odpowiednio szybko, będziecie w stanie większość z nich zredukować nawet w miesiąc.

Aby probiotykoterapia była skuteczna, trzeba jednak zadbać o dobre specyfiki.

Nawet jeśli nie borykasz się jeszcze z takimi problemami jak opisane wyżej, proponuję włączyć probiotyki do stałej suplementacji. Pojawia się coraz więcej probiotyków dopasowanych do konkretnej dyscypliny sportowej i z pewnością warto w nie zainwestować.

Trzeba zacząć od podstaw – czyli od tego, co najważniejsze. Istnieją oczywiście naturalne probiotyki, które znajdziecie w kiszonej kapuście, jogurtach czy kefirach, ale są one raczej dodatkiem probiotycznym. Podobnie sprawa ma się z owocami i witaminami w nich zawartymi – nie jest ich wystarczająco dużo, by pokryć zapotrzebowanie intensywnie trenującego sportowca.

Może to komuś się wydać śmieszne, ale jeśli miał bym wyróżnić najbaradziej wartościowe suplementy w diecie sportowca, to były by to właśnie probiotyki, witaminy i minerały. Dlaczego? Ponieważ, powinniśmy się skupić na fundamentach i tym co nam daje najwięcej, a nie dodatkach jakimi niewątpliwie są pozostałe suplementy.

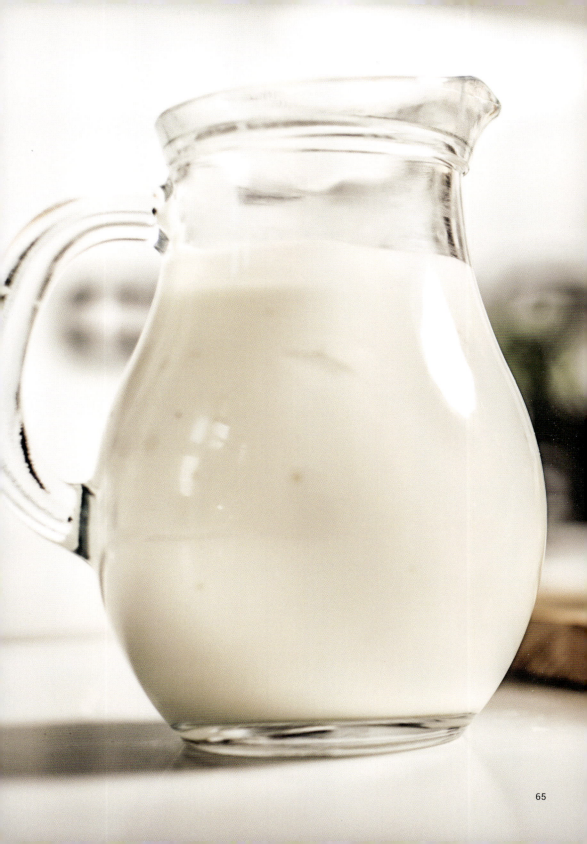

Stres oksydacyjny związany z wyczynowym uprawianiem sportu

Stres oksydacyjny to reakcja organizmu konieczna do osiągnięcia stanu adaptacji treningowej. Jest wówczas pozytywnym zjawiskiem.

Natomiast jeśli jesteś mocno zmęczony psychicznie i fizycznie po ciężkim sezonie, należy pomyśleć o tym, aby w okresie off-season włączyć do diety antyoksydanty, które będą niwelować zbyt dużą ilość wolnych rodników.

Trzeba pamiętać, że wytwarzanie reaktywnych form tlenu w sposób ciągły zmusza organizm do nieustannej walki z wolnymi rodnikami, do której konieczna jest obecność antyoksydantów. Z drugiej strony, łatwo jest popaść w przesadę i w ten sposób zacząć hamować zwiększanie siły i rozwój masy mięśniowej. Dlatego sugeruję, aby podstawowe źródła antyoksydantów zawsze znajdowały się w diecie, a dodatkowe suplementy były do niej włączane po ciężkich mezo- czy makrocyklach treningowych.

 Cenne antyoksydanty w pożywieniu to:

→ kurkuma – warta uwagi przyprawa o działaniu przeciwutleniającym, przeciwzapalnym, przeciwgrzybiczym oraz oczyszczającym;
→ likopen – zawarty w grejpfrutach, pomidorach i awokado;
→ resweratrol – najwięcej można go znaleźć w czerwonych winogronach bądź... w czerwonym winie; ponadto jest dostępny w formie suplementu (polecam przyjmować go w tej formie);
→ kapsaicyna – zawarta w czerwonej papryce;
→ tauryna – znajduje się w pełnowartościowych źródłach białka, takich jak mięso czy ryby.

Ważne jest, by dieta przez cały rok była bogata w powyższe składniki, natomiast w okresie roztrenowania warto dodatkowo zwiększać ilość antyoksydantów, np. włączając do suplementacji resweratrol, kwercetynę czy glutation (o tym szerzej w części poświęconej suplementacji).

Dbanie o ten niezwykle istotny aspekt pozwoli Ci lepiej się zregenerować, spowolnić proces starzenia, zapewni sprawniejszą detoksykację i zwyczajnie wydłuży czas życia, chroniąc od wielu chorób. Pamiętaj jednak, aby nie przesadzać z suplementacją, szczególnie w trakcie adaptacji do intensywniejszych treningów, ponieważ może to zaburzyć ten proces.

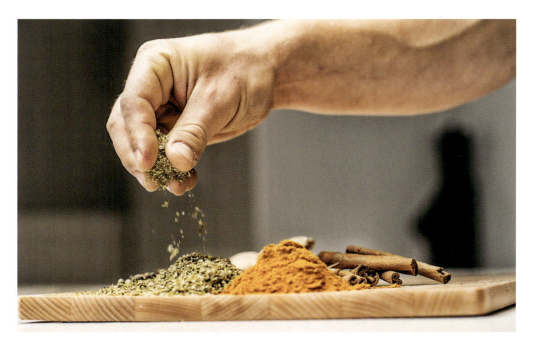

Jak pozostać na diecie w podróży, pracy czy szkole?

Część z Was z pewnością ma dodatkowe obowiązki – pracę, studia albo szkołę. Zdecydowanie trudniej jest wtedy dbać o odpowiednią liczbę posiłków i ich jakość niż w przypadku wyczynowego uprawiania sportu.

Ale fakt, że jest to trudniejsze, nie znaczy, iż nie można tego zrobić. Jak mawiają mądrzy ludzie – kto chce, szuka sposobu, kto nie chce, szuka powodu.

Po pierwsze należy zrozumieć, że liczba posiłków w ciągu dnia nie jest specjalnie istotna. Mitem jest to, że jedząc częściej, będziemy szybciej chudli. Metabolizm wcale nie będzie bardziej podkręcony, jeśli zjemy 6 posiłków zamiast 3, jeśli będzie w nich zawarta dokładnie ta sama ilość jedzenia. Dlatego istotniejsze od liczby posiłków jest to, co zawierają. Jeśli dieta jest ułożona precyzyjnie, a Ty będziesz spełniać jej założenia pod kątem makro- i mikroelementów, opierając się o pełnowartościowe, niskoprzetworzone produkty, możesz z powodzeniem oprzeć się na 3–4 posiłkach w ciągu dnia. Mam tu jednak na myśli osoby zdrowe, które nie mają problemów z niedoczynnością tarczycy, cukrzycą czy innymi chorobami, przy których odstęp czasowy między posiłkami ma spore znaczenie. Jeśli jesteś zdrowy i nie masz czasu jeść co 2–3 godziny, możesz bez przeszkód zredukować liczbę posiłków i jeść co 4–5 godzin.

Kolejne rozwiązanie problemu to przygotowanie dań dzień wcześniej, a następnie włożenie jedzenia do plastikowych pojemników. Wystarczy wyrobić sobie taki nawyk, a nie będzie to stanowiło żadnego problemu.

Dla przykładu – wiemy, że następny dzień będzie bardzo zabiegany, czeka nas sporo pracy, a następnie trening, więc nie będzie czasu, by stać tego dnia w kuchni 4 razy. Najrozsądniejszym

Mitem jest to, że jedząc częściej, będziemy szybciej chudli.

rozwiązaniem jest zrobić posiłki według planu i mieć spokojną głowę – żywienie nie będzie zaburzone. Zaoszczędzicie czas, nerwy i parę groszy.

Ostatecznie... W większości centrów handlowych znajdują się bary sałatkowe czy punkty „jedzenia na wagę", gdzie z pewnością znajdziecie źródła białka, węglowodanów i tłuszczów, z których korzystacie na co dzień. Nie policzycie swojego jedzenia co do grama, ale przynajmniej dostarczycie organizmowi wartościowy posiłek. Zwróćcie jednak uwagę, by mięso nie było w panierce, bo zazwyczaj jest ono wtedy głęboko smażone na tłuszczu roślinnym. O wiele lepszą opcją są grillowane mięsa i ryby. Żywność w takich miejscach może nie jest idealna – ze względu na tłuszcze, na których są smażone, i inne czynniki – ale jest z pewnością bardziej wartościowa niż typowy fast food czy jedzenie ze stacji benzynowej.

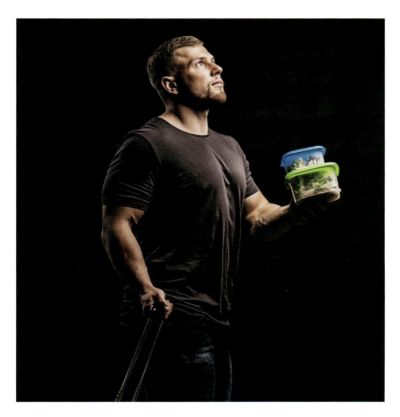

Słodziki w diecie sportowca

Prowadząc zdrowy styl życia, często rezygnujemy z cukru – przestajemy pić colę czy dosładzane soki. Nawet ciasta bez cukru zdobywają coraz większą popularność. Czy jest to dobre?

Oczywiście, że tak, im mniej rafinowanych cukrów w diecie, tym lepszy stan zdrowia, korzystniejszy skład ciała, a w dodatku umysł pracuje dużo sprawniej. Zalet jest o wiele więcej, dlatego ludzie zaczęli sięgać po słodkie zamienniki cukru, czyli słodziki.

Do wyboru mamy słodziki naturalnego pochodzenia oraz sztuczne. Pytanie brzmi: skoro od nich nie tyjemy, bo mają znikomą ilość kalorii, a są słodkie, to jaki mają wpływ na nasze zdrowie?

Zacznijmy zatem od słodzików pochodzenia naturalnego, które są warte polecenia. Najpopularniejszy z naturalnych słodzików jest szeroko wykorzystywany miód, którego kaloryczność wynosi 300 kcal na 100 g, jest więc niższa niż zwykłego cukru. Miód ma jednak o wiele więcej zalet – przede wszystkim działa przeciwzapalnie i przeciwwirusowo, więc często jest stosowany podczas przeziębień. Najlepiej spożywać surowy miód z dobrego źródła.

Miód ma wiele zalet – przede wszystkim działa przeciwzapalnie i przeciwwirusowo.

Mniej kalorycznymi od miodu słodzikami są ksylitol, sorbitol czy erytrytol, które dostarczają ok. 250 kcal na 100 g produktu. Trzeba jednak zaznaczyć, że każdy z nich wchłania się w innym stopniu, np. erytrytol prawie wcale, więc jego kaloryczność będzie jeszcze niższa.

Ksylitol i erytytol, oprócz mniejszej ilości kalorii niż cukier, oferują dodatkowe korzyści. Badania pokazują, że regulują poziom cukru we krwi, oraz poprawiają objętość i zawartość minerałów w kościach, co korzystnie wpłynie na ogólnę pojętę zdrowie. Ksylitol także działa antypróchnicowo, więc warto poszukać past do zębów albo gum do żucia z jego dodatkiem. Poprawiają również objętość i zawartość minerałów w kościach.

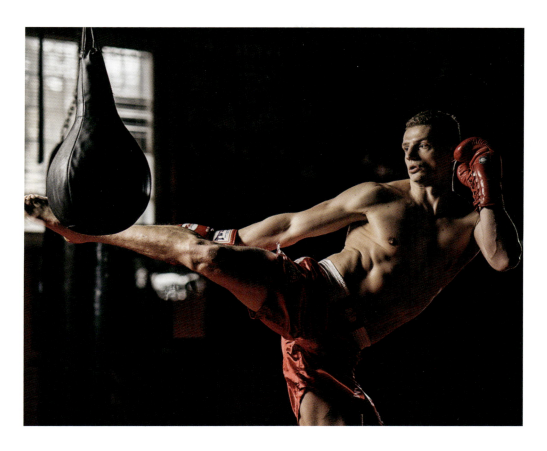

Warto korzystać z ksylitolu pochodzenia fińskiego, który jest pozyskiwany z brzozy. Niski indeks glikemiczny sprawia, że jest doskonałym rozwiązaniem dla osób z podwyższonym poziomem cukru. Mimo że ma wiele zalet, nie powinny go spożywać osoby z zespołem jelita drażliwego.

Jeśli dostajemy biegunki po spożyciu któregoś z powyższych słodzików, oznacza to, że go nie tolerujemy. Powinniśmy wówczas całkowicie wyrzucić je z diety.

Stewia to kolejny produkt, który mogę polecić wszystkim dbającym nie tylko o niski poziom tkanki tłuszczowej, lecz także biorącym pod uwagę właściwości prozdrowotne słodzika. Podobnie jak w przypadku ksylitolu, stewia będzie służyć większości osób. Nie powinny jej jednak stosować osoby, które cierpią na astmę oskrzelową albo mają alergię na takie rośliny jak chryzantemy czy stokrotki, gdyż będzie czynić więcej szkody nie pożytku.

Stewia jest od dawna używana w leczeniu cukrzycy, poprawia kontrolę poziomu cukru oraz insuliny we krwi i, co ciekawe, może nawet regenerować komórki beta trzustki — czyli te, które produkują insulinę. Ponadto obniża ciśnienie krwi, działa antynowotworowo, przeciwzapalnie, antyoksydacyjnie oraz przeciwbakteryjnie.

Nektar z agawy — naturalny, ale czy zdrowy?

Fruktoza w diecie sportowca sprawdzi się doskonale przy uzupełnianiu glikogenu wątrobowego.

Musimy mieć świadomość, że nie wszystko, co naturalne, jest zdrowe, tak jak w przypadku nektaru z agawy. Jego podstawowym minusem jest nadmiar fruktozy — zawiera jej aż 90%. Fruktoza w diecie sportowca sprawdzi się doskonale przy uzupełnianiu glikogenu wątrobowego, albo podczas jednorazowego ładowania węglowodanów, natomiast jej stały nadmiar w diecie może powodować wiele problemów. Dlatego sugerowałbym, by fruktozę czerpać na codzień tylko z owoców, w których występuje również glukoza, uzupełniająca glikogen mięśniowy. Korzystanie tylko z fruktozy — i to w dużej ilości — może prowadzić do insulinooporności, stanów zapalnych, obciążenia wątroby i problemów z metabolizmem.

Co ze sztucznymi słodzikami?

Znacznie częściej pojawiają się na rynku słodziki sztucznego pochodzenia. Spotkamy je w produktach typu light, a nawet odżywkach. W przeciwieństwie do naturalnych słodzików, sztuczne nie mają praktycznie zerową kaloryczność, a mimo tego są o wiele słodsze. Jednak poza słodkim smakiem i brakiem kalorii nie mają żadnych korzystnych właściwości, inaczej niż ksylitol albo miód.

Osoby mające problemy z wysokim poziomem cukru powinny unikać sztucznych słodzików, gdyż — mimo znikomej kaloryczności

– mogą one podnosić poziom insuliny, co z kolei pośrednio może przyczyniać się do tycia.

Ciekawe jest, że napoje light, zawierające dwutlenek węgla i aspartam, dają silne sygnały z ośrodka nagrody w mózgu. Organizm zwykle jest przyzwyczajony, że aktywuje taki sygnał w momencie spożywania czegoś zasobnego w cukier, w tym przypadku jednak nie otrzymuje glukozy. Skutkiem tego może być nadmierny apetyt i spożywanie większej ilości kalorii w ciągu dnia, niż sobie założyliśmy. Znacznie lepszą alternatywą są zatem słodziki naturalne, jak stewia czy ksylitol, bądź całkowite unikanie słodkiego smaku.

Jeśli jesteśmy zdrowi i nie mamy problemu z poziomem cukru, możemy oczywiście korzystać ze wszelkich odżywek z dodatkiem słodzików. W takiej ilości jest to absolutnie nieszkodliwe.

Zupełnie inaczej sytuacja ma się w przypadku osób, które zaczynają prowadzić „zdrowy styl życia" i piją bardzo dużo napojów typu „zero", traktując je jako zamiennik wody. Znam przypadki osób, które potrafią wypić ich kilka litrów dziennie. Nawet osobom w 100% zdrowym odradzałbym spożywanie takiej dawki słodzików. Sztuczne słodziki przyjmowane w dużych ilościach mogą bowiem – jak już wspomniałem – zmieniać wrażliwość insulinową, przez co po ich spożyciu możemy odczuwać wzmożony głód albo ochotę na coś słodkiego.

Podkreślam: jeżeli używać słodzików, to z umiarem. Szczególnie że mamy wiele innych, zdrowszych i bezpieczniejszych możliwości.

Przyprawy, z których warto korzystać

Optymalna dieta dla sportowca to nie tylko wartości odżywcze, ale również walory smakowe. Dobrze dobrane przyprawy poprawią smak potraw, ich aromat, a ponadto wpłyną korzystnie na aspekty zdrowotne. Oto kilka z przypraw, które warto regularnie wprowadzać do posiłków:

Jedzmy tylko polski czosnek, który ma różowo-szary kolor, intensywny smak i aromat.

→ **Sól himalajska bądź kłodawska** – zamiast zwykłej soli stołowej. Te sole są bowiem o wiele czystsze i zdrowsze. Posiadają bardzo dużo różnego rodzaju związków prozdrowotnych, w tym 84 minerały, takie jak wapń, magnez, potas, żelazo czy miedź.

→ **Czosnek** – ma silne działanie bakteriobójcze, dlatego dużo osób sięga po niego podczas chorób. Warto z pewnością wprowadzić go do codziennej diety, choćby do sałatek, w których mieszamy go z oliwą z oliwek. Podatność na przeziębienia i grypy wyraźnie wtedy spadnie. Jedzmy jednak tylko polski czosnek, który ma różowo-szary kolor, intensywny smak i aromat. Czosnek z Chin jest bowiem często spryskiwany chemikaliami i wypada, zarówno na oko, jak i pod względem zawartości, blado w porównaniu z naszym.

→ **Papryka** – obfituje w witaminę C, zwiększa również wydzielanie kwasu solnego w żołądku, co pozytywnie wpływa na trawienie. Ostra papryka może też ograniczać apetyt i usprawniać spalanie tkanki tłuszczowej.

→ **Pieprz cayenne** – kapsaicyna w nim zawarta wykazuje mocne działanie przeciwbólowe, więc jeśli zmagasz się z jakimiś bólami, z pewnością lepiej sięgnąć w pierwszej kolejności po pieprz cayenne niż leki przeciwbólowe. Ma dodatkowo działanie antyoksydacyjne.

→ **Pieprz czarny** – podobnie jak pieprz cayenne ma działanie przeciwbólowe, poprawia również trawienie.

→ **Curry** – kurkumina zawarta w tej przyprawie to kolejny złoty środek na większość bóli spowodowanych urazami. Ponadto, jak wymienione wyżej, korzystnie wpływa na układ pokarmowy i jest świetnym antyoksydantem.

→ **Rozmaryn** – działa przeciwzapalnie i jest dobrym antyoksydantem, którego stosowanie w połączeniu z innymi przyprawami może dać naprawdę korzystne efekty.

→ **Cynamon** – jak pokazują liczne badania, pomaga regulować poziom cukru we krwi oraz poprawia metabolizm węglowodanów. Poprawia także pracę jelit, ma działanie oczyszczające oraz przeciwzapalne.

→ **Imbir** – potrafi dodać energii, poprawić koncentrację i sprawność układu nerwowego. Przeciwzapalne i przeciwbólowe działanie powoduje, że warto włączyć go na stałe do diety.

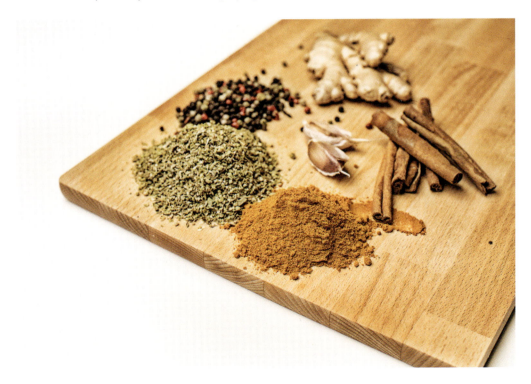

Wpływ alkoholu na rezultaty treningowe

Alkohol etylowy w wódce, winie, piwie czy innych trunkach zawiera 7 kcal/g, co jest stosunkowo dużą ilością, biorąc pod uwagę, że białka i węglowodany mają 4 kcal/g. Alkohol jest w dodatku niemal natychmiastowo absorbowany przez żołądek oraz jelito cienkie, a dalej metabolizowany przez wątrobę.

Problem pojawia się, gdy do alkoholu dodamy słone przekąski, również o wysokiej kaloryczności − chipsy, fast foody − co powoduje, że organizm nie jest w stanie trawić wszystkiego naraz i najpierw zajmuje się alkoholem. W ten sposób „śmieciowe jedzenie" może w sporej mierze odkładać się w tkance tłuszczowej, ale też magazynować w formie glikogenu, jeśli w naszym organizmie występuje jego niedobór. Dzieje się tak, ponieważ alkohol krąży we krwi i organizm nie zużywa go jako energii.

Poza kalorycznością powinniśmy zwrócić uwagę także na fakt, że etanol powoduje odwodnienie całego ciała, łącznie z płynami mózgowymi, co przyczynia się również do kaca i bólu głowy następnego dnia. Oprócz osłabienia spowodowanego odwodnieniem, spożywanie alkoholu powoduje gorszą regenerację − szczególnie odbudowę glikogenu i syntezę białek. Sprzyja też występowaniu zaburzeń snu, obniżeniu poziomu testosteronu i ma kiepski wpływ na florę jelitową (szczególnie dotyczy to piwa). Dodatkowo uszczuplone zostają zapasy głównego antyoksydantu − glutationu.

Pojawia się zatem pytanie: jeśli już pić alkohol, to który i w jakich ilościach?

→ **Wino (czerwone albo białe)** jest najbardziej odpowiednim trunkiem pod względem zdrowotnym − zawiera polifenole oraz resweratrol. Pite sporadycznie i w niedużych ilościach

Etanol powoduje odwodnienie całego ciała, łącznie z płynami mózgowymi.

może przyczynić się do poprawy odporności oraz wrażliwości na insulinę, obniża poziom trójglicerydów, a także zwiększa poziom cholesterolu HDL.

→ **Szampan na koniec zwycięskiego sezonu?** Jak najbardziej! Podobnie jak wino, ma on pozytywny wpływ na nasze zdrowie za sprawą zawartych w nim antyoksydantów czy resweratrolu.

→ **Whisky dojrzewająca w drewnianych beczkach** również może uchodzić za dobry trunek, gdyż zawiera dużo antyoksydantów. Pita raz na jakiś czas w niewielkich ilościach pozytywnie wpłynie na nasze samopoczucie.

→ **Wódki i rumu raczej nie polecam,** ponieważ nie dają tych korzyści, co wymienione wyżej alkohole.

→ **Piwo** to moim zdaniem jeden z gorszych trunków, zwłaszcza gdy zestawić je z wcześniej wymienionymi. Często zawiera sporo węglowodanów oraz gluten.

Wszystko jest jednak dla ludzi i jeśli wygrywamy zawody, zdobywamy puchar lub gdy coś przełomowego ma miejsce w naszym życiu, bez obaw możemy się napić.

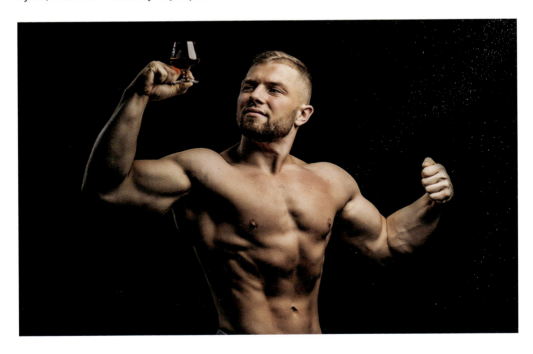

Badania krwi i moczu

Uprawiając sport wyczynowo, poddajemy organizm ciągłym przeciążeniom, dlatego trening, dieta i regeneracja muszą być szczegółowo dopracowane.

Niezbędnym narzędziem, którym należy posłużyć się do ułożenia planu działania, są wyniki badań krwi i moczu. Jesteśmy w stanie na ich podstawie stwierdzić niedobory w organizmie, ocenić stan naszego zdrowia, a następnie odpowiednio zareagować.

Regularne badania krwi (sugeruję robić je co 3–4 miesiące) będą informować nas, czy organizm funkcjonuje, jak należy. Przy intensywnych i częstych treningach z pewnością musimy dbać o poprawną pracę układu hormonalnego, układu krwionośnego, jelit czy właściwą gospodarkę wodno-elektrolitową.

Pierwsze, o czym musimy pamiętać przy robieniu badań, to odpowiednie przygotowanie, aby wyniki były wiarygodne. Badania zawsze robimy na czczo, nie jedząc wcześniej przez minimum 12–14 godzin. Warto również zrobić jeden dzień przerwy od treningów, gdyż to wszystko będzie miało wpływ na wyniki. W niektórych przypadkach może przez to nastąpić błędna interpretacja badań, szczególnie że podczas treningu dochodzi do uszkodzeń tkanek oraz powstawania stanów zapalnych. Musimy stale pamiętać, że wyniki badań wyczynowego sportowca będą znacznie różnić się od wyników osoby, która ćwiczy amatorsko, np. biega co drugi dzień i raz w tygodniu chodzi na basen.

Cholesterol u osoby trenującej wyczynowo zawsze będzie wyższy!

Norma cholesterolowa wynosi 190 mg/dL. Jeśli ktoś ma wyższy wynik, sugeruje się, by brał statyny, czyli leki obniżające poziom cholesterolu; ich zażywanie ma jednak bardzo dużo skutków ubocznych. Dlaczego tak się dzieje? Ponieważ błędnie uznano, że wysoki cholesterol jest odpowiedzialny za choroby serca. Ludziom nakazano jeść mniej jajek, tłustych mięs i brać statyny. W efekcie jest jeszcze więcej zawałów.

Mało kto bierze pod uwagę sportowców, którzy trenując ciężko, zawsze będą produkować o wiele więcej cholesterolu, tak by organizm mógł radzić sobie choćby z pojawiającymi się częściej stanami zapalnymi. I jest to zupełnie normalne, jeżeli wyniki wychodzą na poziomie 200–350 mg/dL. Tymczasem takie dane dla lekarza będą oznaczały, że możemy mieć nadwagę, palimy papierosy i jemy za dużo przetworzonego jedzenia. Przy wyczynowym uprawianiu sportu również frakcja HDL może być podwyższona ze względu na funkcję śródbłonka.

Mówiąc w dużym skrócie: wysoki poziom cholesterolu w przypadku sportowców przyspiesza regenerację. Czym zatem kierować się przy badaniu cholesterolu zawodnika, który bardzo dobrze się odżywia? Wyniki cholesterolu całkowitego mogą wahać się od 150 do 350 mg/dL, w zależności od wieku, płci, uprawianej dyscypliny sportu i okresu treningowego.

Błędnie uznano, że wysoki cholesterol jest odpowiedzialny za choroby serca.

💡 Do jakich wyników powinniśmy zatem dążyć?

→ **HDL do LDL:** pożądana proporcja to 1:2, u sportowca jednak może zbliżać się do 1:1;

→ **trójglicerydy:** pożądana wartość to mniej niż 150 mg/dL – najlepiej w przedziale 50–100 mg/dL;

→ **VLDL (utleniony LDL):** jak najniższy.

Jeśli badania pokazują dużą różnicę pomiędzy LDL a HDL, jest to sygnał od organizmu, że jego komórki potrzebują większej ochrony, co może być związane z licznymi uszkodzeniami naczyń krwionośnych, a w konsekwencji prowadzić do miażdżycy oraz chorób niedokrwiennych serca. Musimy jednak pamiętać, że cholesterol nie jest bezpośrednią przyczyną chorób serca, lecz jego wysoki poziom informuje o występowaniu stanów zapalnych. Należy się zastanowić nad ich źródłem, a nie od razu brać leki, które ten wysoki poziom zbiją, co jest najprostszym, choć najgorszym możliwym rozwiązaniem.

Czynnikiem zwiększającym ryzyko miażdżycy jest natomiast wysoki poziom trójglicerydów we krwi i na to należy zwracać uwagę w badaniach. Trójglicerydy będą produkowane głównie przez wątrobę – pod wpływem nadmiaru cukru i alkoholu we krwi. Sportowcy muszą kontrolować ich poziom, gdyż np. zbyt niski poziom cholesterolu HDL przy jednoczesnym wysokim poziomie trójglicerydów może świadczyć o zbyt dużej ilości węglowodanów w diecie, co z kolei może przyczynić się do insulinooporności. Stosunek cholesterolu i trójglicerydów powinien być większy niż 2:1 (dla przykładu: cholesterol – 250, trójglicerydy – 100).

Stosunek cholesterolu i trójglicerydów powinien być większy niż 2:1.

Podkreślam raz jeszcze: nie możemy porównywać wyników wyczynowego sportowca i 14-latka, który uprawia sport rekreacyjnie, mimo iż normy dla obu osób są te same. Natomiast jeśli chcesz sprawdzić, czy jesteś zagrożony chorobą serca, dużo lepszym wskaźnikiem jest, oprócz trójglicerydów, poziom homocysteiny – który nie powinien być wyższy niż 7mol/l. Jeśli jest jednak wyższy, nie panikuj! Po prostu wyrzuć „śmieciowe jedzenie" ze swojej diety i skup się na tym, by odżywić swój organizm tak, jak opisuję to w tej książce!

Badania gospodarki węglowodanowej

Kolejny istotny element profilaktycznych badań to gospodarka węglowodanowa. W tym celu sprawdzamy poziom insuliny i glukozy. Wykonujemy badanie krzywej cukrowej wraz z krzywą insulinową po obciążeniu roztworem glukozy. Tak dokładny pomiar pokaże, jak organizm reaguje na cukier i czy nie ma ryzyka insulinooporności, cukrzycy typu II czy hipoglikemii reaktywnej.

Szczególnie polecam zrobić to badanie sportowcom, którzy konsumują bardzo dużo węglowodanów i jednocześnie doświadczają spadków energii w ciągu dnia, spadków siły podczas treningu, cierpią na zawroty głowy czy po prostu mają stałą chęć sięgania po „coś słodkiego".

Wczesne objawy insulinooporności (reaktywna hipoglikemia)

Jeśli zauważamy, że po spożyciu posiłku poziom cukru znacznie wzrasta, a następnie bardzo szybko spada, powodując przy tym

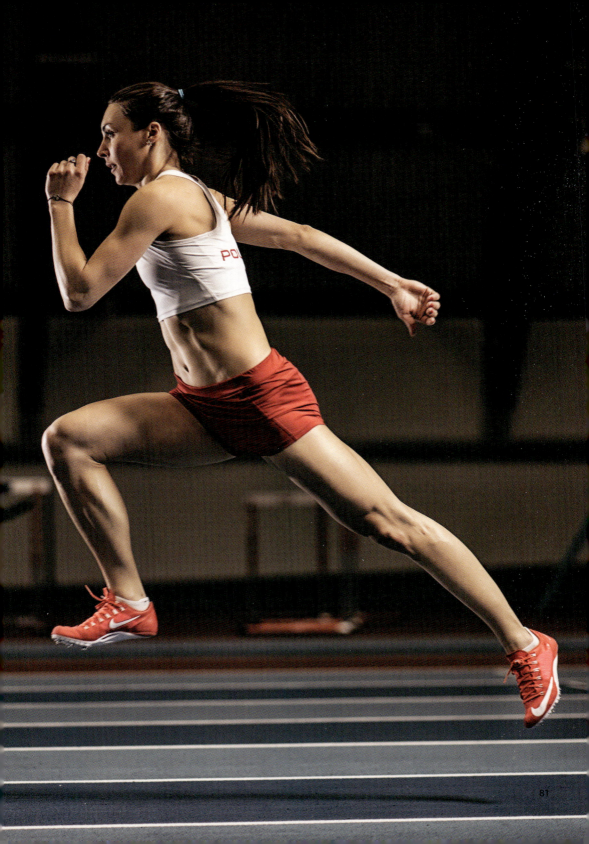

zawroty głowy, drżenie rąk, poty, jest to wyraźny sygnał, że należy, po pierwsze, zrobić badania, a po drugie – zmienić dietę. Tak jak w przypadku innych badań, istotne jest, aby nie jeść nic późnym wieczorem i najlepiej zrobić dzień wolny od treningu.

W celu określenia krzywej cukrowej będziemy musieli wypić 75 g roztworu glukozy, a następnie zrobić badania. Poziom glukozy na czczo powinien mieścić się w granicach 75–90mg/dL, natomiast insuliny wynosić poniżej 10, najlepiej w zakresie 5–8. Po upływie godziny od spożycia glukozy jej poziom we krwi nie może być wyższy niż 140, a poziom insuliny powinien oscylować pomiędzy 20 a 25. Po 2 godzinach u osoby zdrowej poziom glukozy będzie spadał do wartości 80–90, a insuliny – do 8–10. Wszelkie odchylenia od tych norm będą sygnałem zaburzonej gospodarki cukrowej.

Morfologia krwi

Morfologia krwi pokazuje ogólny stan organizmu, poczynając od niedoborów składników odżywczych, poprzez stany zapalne, na mogących się rozwijać chorobach kończąc. Szczególnie jest to przydatne dla osób bardzo aktywnych, gdyż np. erytrocyty są odpowiedzialne za transport tlenu, a do ich tworzenia potrzebne są żelazo i witaminy z grupy B. Logiczne więc, że im intensywniejsze treningi, tym większe zapotrzebowanie na te mikroelementy.

Podobnie sprawa wygląda z hemoglobiną – jej obniżona wartość wiąże się z anemią. Należy zatem zadbać o odpowiednią podaż żelaza oraz witamin z grupy B w diecie i suplementacji, ponieważ hemoglobina jest barwnikiem krwinek czerwonych, których zasadniczą funkcją jest transportowanie tlenu. Do prawidłowego tworzenia czerwonych krwinek niezbędne są żelazo, globina, hem, witamina B12 i B9 oraz EPO (erytropoetyna), która jest często używana jako środek dopingujący.

Hemoglobina – jej obniżona wartość wiąże się z anemią.

Aby mogła powstać hemoglobina – czyli połączenie hemu i globiny – niezbędne są w diecie/suplementacji cynk, witamina B6 oraz żelazo. Zarówno witaminę B12, jak i B6 należy suplementować w formie metylowanej, która jest najlepiej przyswajalna przez organizm.

Niski poziom hematokrytu (HCT) u sportowców bierze się głównie z adaptacji ich organizmów do powtarzających się sytuacji (zawody, ciężkie treningi), w których następuje bardzo duża utrata płynów. Jest to normalne zjawisko.

Na niedobory żelaza szczególnie narażone są kobiety trenujące wyczynowo – z uwagi na menstruację. Samo nadmierne krwawienie w czasie miesiączki może bowiem powodować anemię. Żelaza w diecie zazwyczaj jest mało, co przyczynia się do spadku kondycji. Warto więc włączyć do jadłospisu takie produkty jak choćby wątróbka wieprzowa, cielęca, kakao naturalne, orzechy laskowe czy kasza gryczana.

Powodem anemii u sportowców jest również nadmierny rozkład erytrocytów w związku z chorobami chronicznymi, które wiążą się ze stanami zapalnymi. Wtedy membrany erytrocytów mogą niszczeć. Natomiast jeśli mamy problem z nerkami, może to rzutować na produkcję EPO.

Wskaźniki w poniższym zestawieniu pozwalają rozpoznać anemię – pokazują, czy organizm dostarcza odpowiednią ilość tlenu do komórek:

Hemoglobina (HGB) – mężczyźni: 12–17 g/dl, kobiety: 11–15 g/dl; krwinki czerwone (RBC) – mężczyźni: 4,5–6,5 × 1012/l, kobiety: 3,5–5,0 × 1012/l; hematokryt (HCT) – mężczyźni: 40–54%, kobiety: 37–47%.

Jeśli wartości są niższe, szczególnie hemoglobiny, może to wskazywać na anemię. Pozostałe wskaźniki, jak MCV, MCH, MCHC i RDW, pomogą wskazać jej przyczynę.

Na uwadze trzeba mieć także **białe ciałka krwi (WBC),** które odpowiadają za obronę przed infekcjami, bakteriami i wirusami. Ich

Długotrwałe obciążenie układu odpornościowego w wyniku przewlekłej infekcji lub choroby sprawia, że nie potrafimy się skutecznie bronić przed dalszymi atakami bakterii.

liczba znacznie zwiększa się przy reakcjach alergicznych, zatruciach, infekcjach i chorobach autoimmunologicznych. Musimy przy tym pamiętać, że długotrwałe obciążenie układu odpornościowego w wyniku przewlekłej infekcji lub choroby obniża ilość leukocytów, co sprawia, że nie potrafimy się skutecznie bronić przed dalszymi atakami bakterii. Najczęściej można to zauważyć u osób, które zaraz po wyzdrowieniu łapią kolejne infekcje. Rozwiązaniem nie jest ciągłe branie antybiotyków, tylko właściwe odżywianie, w przeciwnym wypadku wyniki sportowe drastycznie spadną.

Co ponadto? Podniesiony poziom **neutrofili** wskazuje na infekcję bakteryjną, **limfocytów** – na chorobę autoimmunologiczną bądź infekcję wirusową; wyższy poziom **monocytów** (co spowodowane jest kontuzjami) powoduje stany zapalne – skręcenia, złamania, stłuczenia (również gdy mamy do czynienia ze stanami zapalnymi spowodowanymi chorobą autoimmunologiczną); z kolei podniesiony poziom **eozynofili** świadczy o infekcjach pasożytniczych bądź, u niektórych osób, o alergiach sezonowych.

Co trzeba zrobić, aby poprawić odporność?

→ Zadbać o dobrą probiotykoterapię – aby usprawnić pracę jelit, w których ulokowana jest większa część układu odpornościowego.

→ Postarać się o dostarczenie organizmowi odpowiedniej ilości witamin i minerałów – dawki takich witamin jak C, D, A, K powinny być kilkunastokrotnie wyższe niż u osób zdrowych. Dla przykładu: witamina C przy codziennej suplementacji powinna być brana w dawce 2 g co 2–3 godziny.

→ Odpoczywać po ciężkich treningach.

→ Stosować zbilansowane żywienie z nadwyżką kaloryczną.

Gospodarka hormonalna

Kolejnym czynnikiem wpływającym na właściwe funkcjonowanie naszego organizmu, a co za tym idzie robienie postępów w wybranej dyscyplinie sportowej jest dobrze działająca gospodarka hormonalna. Różnice, jakie możemy zaobserwować pomiędzy mężczyznami a kobietami w sporcie, biorą się głównie z różnych proporcji hormonów płciowych. Chociażby typowo męski hormon, jakim jest testosteron, występuje również u kobiet, ale w bardzo małych ilościach. To sprawia, że kobiety nie są zdolne do rozwijania tak wielkiej masy mięśniowej i siły jak mężczyźni. I odwrotnie, mężczyźni posiadają żeńskie hormony, takie jak estrogen czy prolaktyna, równie niezbędne do dobrego funkcjonowania organizmu. Problem zaczyna się, gdy u mężczyzn wystąpi zbyt wysokie stężenie hormonów żeńskich, takich progesteron czy estrogen, natomiast kobiety pojawi się zbyt dużo testosteronu. Będzie to nie tylko rzutować na wyniki sportowe, lecz także na nastrój, emocje, libido, prawidłowy cykl menstruacyjny i wiele innych. Z kolei zbyt wysoki poziom estrogenu u „płci brzydszej" będzie powodował pogorszenie nastroju, spadek pewności siebie, wzrost masy tłuszczowej, ginekomastię, zmęczenie w ciągu dnia, a nawet depresję. U pań zbyt wysoki estrogen również nie jest korzystny: skutkuje pogorszonym stanem cery, częstymi migrenami czy też nieregularnością okresów. Działa to również w drugą stronę – zbyt niski poziom hormonów męskich u kobiet i żeńskich u mężczyzn też nie są wskazane, np. niski estrogen u mężczyzn staje się przyczyną częstych bólów w stawach.

 Gospodarka hormonów płciowych powinna być sprawdzana przynajmniej raz na pół roku. Należy w związku z tym wykonać następujące badania:

U kobiet:
• FSH i LH (13.–14. dzień cyklu),
• estradiol (13.–14. dzień cyklu),
• testosteron całkowity i testosteron wolny (13.–14. dzień cyklu),
• prolaktyna (21. dzień cyklu),
• progesteron (21. dzień cyklu);

U mężczyzn:
• testosteron całkowity,
• testosteron wolny,
• SHGB,

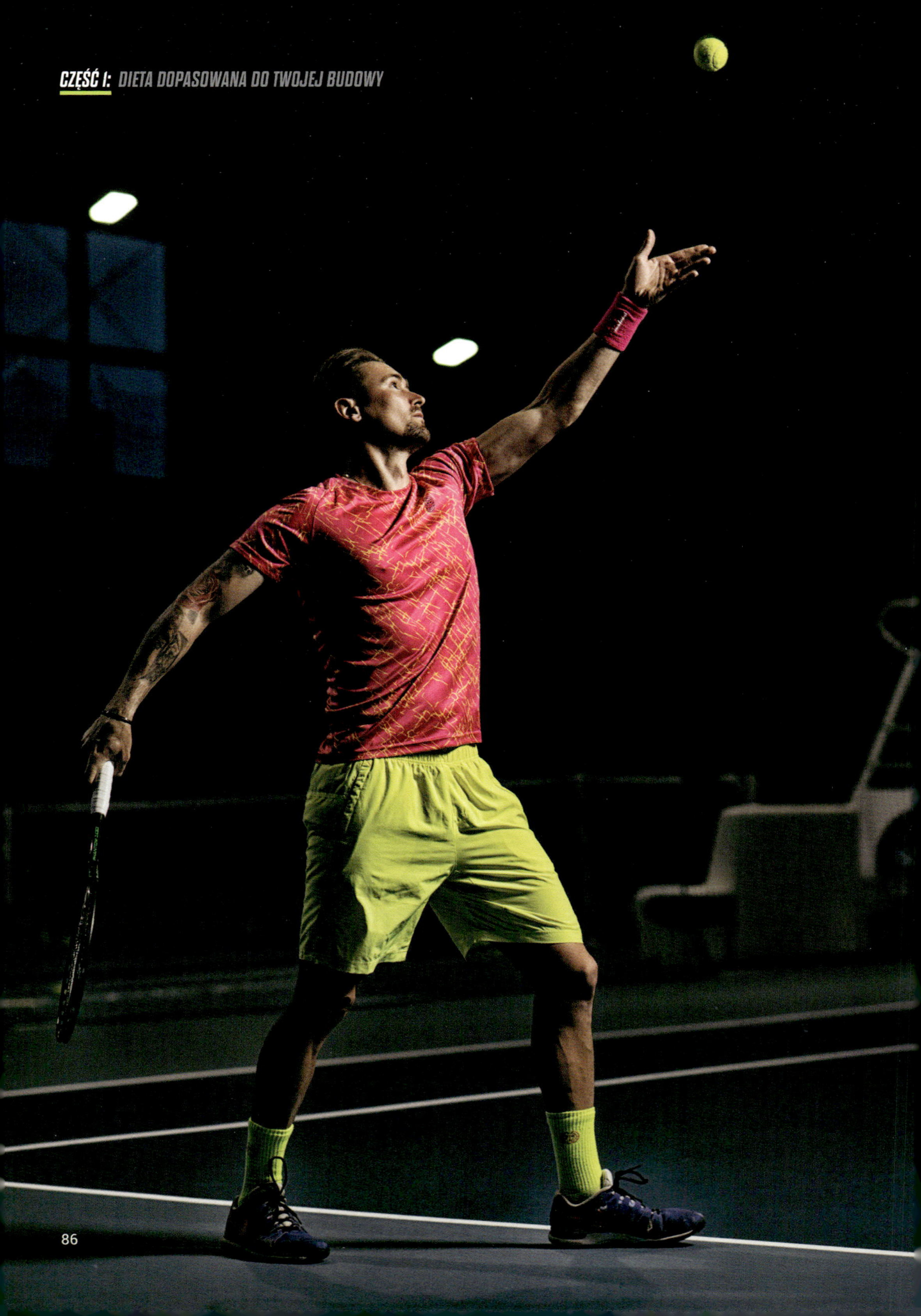

- FSH i LH,
- estradiol,
- prolaktyna,
- progesteron.

Tarczyca

Kolejnym bardzo częstym problemem w dzisiejszych czasach są niedobory hormonów tarczycy, które nierzadko objawiają się wysokim poziomem tkanki tłuszczowej, zimnymi stopami i rękami, wypadaniem włosów, suchą skórą czy u kobiet problemami z miesiączką.

Tarczyca odpowiada głównie za nasz metabolizm. Co istotne, każda komórka organizmu ma receptory hormonów tarczycy. Gruczoł ten odbiera więc informacje o poziomie wszystkich hormonów. Mówiąc prościej – jeśli wystąpi problem z jej niedoczynnością bądź nadczynnością, będzie to jednocześnie problem dotyczący innych hormonów. Zaburzona praca tarczycy najczęściej przejawia się wypadaniem włosów, spowolnionym metabolizmem, ciągłym zmęczeniem, słabszą koncentracją i brakiem chęci do ciężkich sesji treningowych.

Najprościej wykonać badania i sprawdzić, czy tarczyca funkcjonuje należycie. Najważniejsze będzie wskazanie TSH, które nie powinno być wyższe niż 2,5 mU/l; FT3 – w połowie normy (ok. 50–60%) i FT4 – 70–90% normy. Gdy we krwi znajduje się za mało T3 i T4, przysadka i podwzgórze zwiększają wydzielanie TSH i TRH. Gdy jest ich za dużo – wstrzymują produkcję. Dlatego TSH powyżej 3 może świadczyć o niedoczynności tarczycy.

Są to trzy podstawowe badania, które należy wykonać. Oczywiście, warto również zrobić USG tarczycy i sprawdzić przeciwciała aTPO i aTG, aTRAB, które powinny być w normie – im niższe wyniki, tym lepiej.

 ## *Objaśnienia*

TSH – tyreotropina, czyli hormonu regulującego funkcjonowanie tarczycy.
TRH – tyreoliberyna, hormon uwalniający TSH.

T3 – trijodotyronina, jest głównym hormonem tarczycy, który powstaje przede wszystkim przez odjodowanie tyroksyny (T4).
T4 – tyroksyna, obok T3 jest podstawowym hormonem produkowanym przez tarczycę.

Nerki

Nerki pełnią wiele funkcji, najważniejsze z nich to filtrowanie krwi oraz eliminacja toksyn z organizmu.

Poziom kwasu moczowego w badaniach nie powinien wykraczać poza 7,0 mg/dl u mężczyzn i 6,0 mg/dl u kobiet. Gdy jest wyższy, świadczy to o podwyższonej produkcji kwasu moczowego lub zmniejszonym wydalaniu go przez nerki. Skutkiem tego jest dna moczanowa albo kamienie nerkowe. Kiedy natomiast poziom kwasu moczowego jest zbyt duży, może to mieć negatywny wpływ na układ krążenia. W celu sprawdzenia funkcjonowania nerek należy przede wszystkim skontrolować poziom mocznika (BUN) oraz kreatyniny. Są one wskaźnikami działania nerek, dlatego ich podwyższony poziom może sugerować uszkodzenie narządu. Jeśli tylko jeden ze wskaźników jest podwyższony, nie należy się tym przejmować.

Wysoki poziom mocznika może również świadczyć o zbyt dużej ilości białka w diecie przy jednoczesnym odwodnieniu spowodowanym ciężkim treningiem.

Analogicznie, niski poziom BUN będzie przyczyną zbyt małej podaży białka w posiłkach. Czasami będzie się też pojawiał w przypadku uszkodzenia wątroby.

Z kolei wysoki poziom kreatyniny może, ale nie musi, być sygnałem zaburzeń funkcjonowania nerek. Przykładowo, osoby z większą masą mięśniową będą produkować więcej kreatyniny. Ponadto intensywne treningi przeprowadzone nawet kilka dni przed badaniem także będą podnosiły jej poziom w organizmie.

Niski poziom kreatyniny występuje rzadko i wynika głównie z uszkodzenia wątroby. Należy wówczas sprawdzić, czy poziom albuminy, ferrytyny i globuliny nie jest zbyt niski.

Wątroba

Wątroba to gruczoł spełniający funkcje odtruwające, metaboliczne i krążeniowe. Pełni rolę filtra dla związków wchłanianych z przewodu pokarmowego. Istotne dla sportowców jest to, że wątroba magazynuje glikogen, który może stanowić źródło energii podczas intensywnych i długich sesji treningowych. Sportowcy stosujący leki, suplementy termogeniczne czy też sterydy anaboliczne dodatkowo obciążają pracę tego organu. Dokładają się w ten sposób do tego, co już i tak czynią zanieczyszczone powietrze, GMO, kosmetyki czy nawet paragony zawierające bisfenol A.

Co więc należy zbadać, by mieć pewność, że wątroba funkcjonuje, jak należy? W szczególności trzeba zwrócić uwagę na ALAT oraz AspAT – w większości chorób wątroby wskaźnik ALT będzie wyższy niż AST. Niewłaściwe wyniki lipidogramu, zaburzenia hormonalne czy przebarwienia na dłoniach i twarzy (szczególnie pod oczami) będą świadczyć o schorzeniach wątroby. Po zauważeniu takich objawów należy od razu podjąć działanie – wtedy jest duża szansa, że wątroba szybko się zregeneruje.

> *Istotne dla sportowców jest to, że wątroba magazynuje glikogen.*

 Objaśnienia

Alat – jest enzymem znajdującym się w wątrobie i sercu, jednak najbardziej aktywny metabolicznie jest w wątrobie, dlatego uważana się go za enzym wątrobowy.

Aspat – znajduje się w mózgu, sercu, wątrobię, płucach, nerkach, jelitach i we wszystkich ich tkankach jest aktywny metabolicznie. Sprawia to, że uszkodzenie dowolnego z tych organów podniosą poziom tego enzymu.

Hemoglobina – jest białkiem w krwinkach czerwonych, które przenosi tlen.

Natomiast gdy AspAT jest podniesiony, a ALAT w normie, nie ma powodów do niepokoju. Raczej nie będzie dotyczyć to problemów z wątrobą, tylko wynikać z nadmiernego rozpadu białek spowodowanego ciężkimi treningami.

Wynik ALAT i AspAT na poziomie 100 U/l będą wskazywać na stłuszczenie wątroby, może być ono związane np. ze spożywaniem alkoholu. U sportowców jest to rzadko spotykane, ponieważ piją niewiele, niektórzy z nich jednakże kiepsko się odżywiają, dostarczając do organizmu m.in. sporo fruktozy, co powoduje równie poważne niealkoholowe stłuszczenie wątroby. Stłuszczenie blokuje działanie narządu, przez co enzymy w nim zawarte dostają się do krwiobiegu.

Przy podejrzeniu stłuszczenia wątroby, obowiązkowo należy też sprawdzić glukozę, trójglicerydy i hemoglobinę glikowaną.

Witaminy, minerały i elektrolity, których poziom warto badać

Przynajmniej raz na pół roku warto sprawdzić, czy nasza dieta jest w pełni odżywcza i dostarcza naszemu organizmowi wszystkich witamin i minerałów. Właściwe odżywienie to nie tylko białka, tłuszcze i węglowodany, ale też mikroelementy, spełniające nieocenione funkcje.

Najczęstsze niedobory witamin i ich skutki

Niedobór witaminy D – powoduje osłabienie układu odpornościowego, problemy z transportem wapnia do kości i zębów, niski poziom testosteronu u mężczyzn, ogólne zaburzenia hormonalne, brak energii w ciągu dnia. Receptory witaminy D znajdują się w każdej komórce, co dowodzi, jak bardzo jest ważna.

Co istotne przy suplementacji witaminą D, a o czym mało się mówi, to konieczność dodatkowej suplementacji witaminami K oraz A. Te trzy witaminy działają bowiem w synergii i należy dostarczać je łącznie. Dla przykładu: suplementując tylko odpowiednie ilości witamin D oraz K, pomijając A, tworzymy niedobory tej ostatniej.

Jak należy dawkować poszczególne witaminy?

→ **witamina D** – 5000–20 000 IU, w zależności od niedoboru,
→ **witamina A** – w proporcji 1:1 (czyli również 5000–20 000 IU),
→ **witamina K2** – 200–300 mcg.

Ile stosować witaminy D? Aby to określić, należy zbadać metabolit 25 (OH). Jeśli poziom witaminy D we krwi będzie poniżej 32 ng/ml, oznacza to, że mamy niedobory i należy natychmiast zacząć suplementację wszystkimi trzema witaminami, i brać je każdego dnia.

Witaminy D i A będą dodatkowo pozytywnie wpływać na pracę hormonów steroidowych, wspierać układ odpornościowy i wspomagać pracę wątroby.

Witaminy z grupy B – ich niedobór spowoduje nieodpowiednie funkcjonowanie układu nerwowego, zaburzenia metylacji oraz syntezy hormonów płciowych – estrogenu i progesteronu u kobiet oraz testosteronu u mężczyzn, osłabienie mięśni, pogorszoną koncentrację, problemy z pamięcią oraz obniżoną produkcję czerwonych krwinek.

Niżej wymienione witaminy z grupy B warto stosować łącznie, ponieważ działają synergistycznie. Dlatego sugeruję kupić B-complex w wersji metylowanej. Na rynku jest ich niewiele, ale z pewnością je znajdziecie.

→ **B1 (tiamina)** – przyspiesza gojenie ran, reguluje metabolizm węglowodanów, działa przeciwbólowo;
→ **B2 (ryboflawina)** – pomaga organizmowi w pozbyciu się toksyn, reguluje metabolizm węglowodanów oraz syntezę kwasów tłuszczowych;
→ **B3 (niacyna)** – reguluje przemiany metaboliczne i poziom cukru we krwi, usprawnia pracę układu nerwowego i uczestniczy w syntezie hormonów płciowych;
→ **B6 (pirydoksal)** – wzmaga syntezę białek, obniża poziom prolaktyny, wzmacnia układ immunologiczny;
→ **B12 (kobalamina)** – zapewnia produkcję czerwonych krwinek, pomaga chronić wątrobę.

Witaminy D i A będą dodatkowo pozytywnie wpływać na pracę hormonów steroidowych.

Osobom, które nie spożywają mięsa, szczególnie polecam badanie poziomu witaminy B12, gdyż w takich wypadkach bardzo często pojawiają się jej znaczące niedobory. Ma to wiele niekorzystnych skutków.

Warto też, by osoby te sprawdziły, czy nie mają zbyt wysokiego poziomu homocysteiny, gdyż wówczas często występuje ogólny niedobór witamin z grupy B. Homocysteina nie powinna być wyższa niż 7mol/l, jeśli jest powyżej 10mol/l, dowodzi to licznych stanów zapalnych.

Elektrolity

Sód i potas są niezbędne do właściwego funkcjonowania organizmu, który sam reguluje ich ilość. Możemy np. spożywać sporo potasu i mało sodu, a i tak organizm będzie wydalał nadmiar potasu i zatrzymywał sód. Analogicznie wygląda to w odwrotnym przypadku – organizm dąży bowiem do utrzymywania równowagi. Za tę równowagę w dużej mierze odpowiada hormon zwany aldosteronem – znany dobrze wszystkim trenującym tzw. sporty sylwetkowe, w których odpowiednie odwodnienie organizmu jest kluczowe do zaprezentowania się na scenie w idealnej formie.

Zbyt wysoki poziom potasu i sodu często obserwuje się u sportowców, którzy są zwyczajnie odwodnieni. Warto wtedy sprawdzić mocznik i albuminę. Analogicznie, niski poziom tych elektrolitów będzie związany z procesem zbytniego nawadniania organizmu.

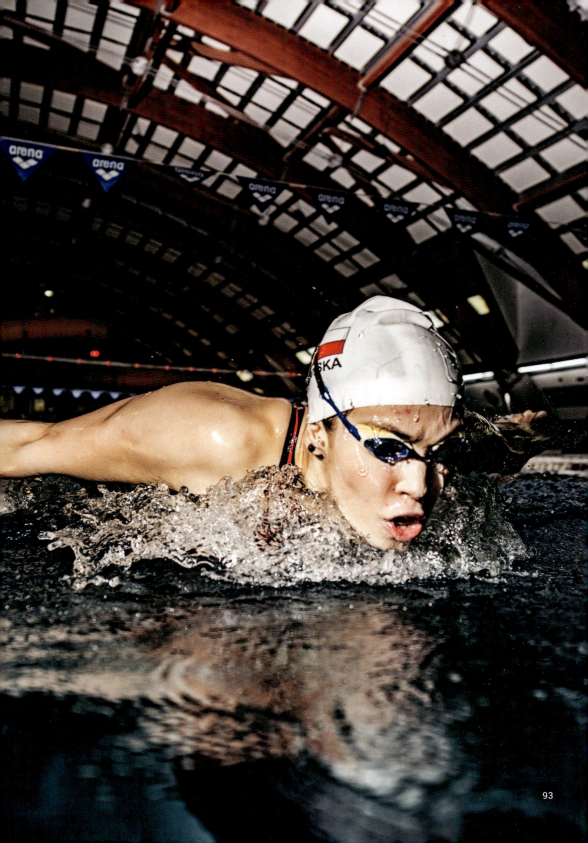

Największe błędy w żywieniu poza sezonem startowym

Nie ma nic złego w tym, że po zawodach, zakończeniu rozgrywek ligowych czy całym sezonie startowym pozwolimy sobie na kilkudniowe odstępstwa od diety.

Problem zaczyna się, jeśli kilka dni przemienia się w kilka tygodni, a później... Końca nie ma, bo przecież do kolejnej chwili, kiedy będziemy musieli być w szczycie formy, jeszcze bardzo daleko.

Zrozumiałe, że przeszedłeś żmudny i męczący okres, że wracasz do normalnego życia, lżejszych treningów i ogólnej regeneracji. Musisz jednak mieć świadomość, że takie jedzenie nie pomoże Ci odzyskać pełnej sprawności. Żywienie w okresie pozastartowym jest najważniejsze dla całego etapu przygotowawczego, więc jeśli zaniedbasz regenerację, a później budowanie formy i odłożysz je do następnego sezonu, nie powinieneś liczyć na znaczące postępy.

Kolejną komplikacją, jaką niesie za sobą brak kontroli w diecie, jest pogorszenie składu ciała – zazwyczaj zauważa się przyrost tkanki tłuszczowej przy jednoczesnym spadku masy mięśniowej. O ile lekki spadek masy mięśniowej nie jest problemem, bo da się ją odbudować w okresie przedstartowym, podczas ciężkich sesji treningowych, to wzrost masy tłuszczowej w większości dyscyplin jest zwyczajnie niepożądany. Wiąże się to oczywiście z dużo bardziej restrykcyjną dietą bezpośrednio przed zawodami, by pozbyć się tej tkanki , co w rezultacie daje z reguły mniej efektywne treningi, większe przemęczenie i katabolizm mięśniowy. Jest to dodatkowe wyzwanie nie tylko dla zawodnika, ale też dla trenera i dietetyka, którzy wspólnie muszą stawić czoła problemowi.

Dieta poza sezonem – podobnie zresztą jak w jego trakcie – powinna być maksymalnie odżywcza, może jednak nieco różnić się makroskładnikami i dodatkowymi, „oszukanymi" posiłkami, o których będzie mowa w następnym rozdziale.

Komplikacją, jaką niesie za sobą brak kontroli w diecie, jest pogorszenie składu ciała.

Pierwszym krokiem będzie odpowiednia ilość węglowodanów. Trzeba mieć na uwadze, że gdy treningi nie są tak intensywne jak w przypadku przygotowań, nie potrzebujemy ich aż tak dużo. Doskonale sprawdza się zwiększenie podaży kwasów tłuszczowych w diecie w okresie roztrenowania, dzięki czemu poprawia się wrażliwość insulinowa. Stabilniejszy poziom cukru we krwi będzie również ułatwiał budowę masy mięśniowej i spalanie tkanki tłuszczowej w trakcie przygotowań.

Nie musimy też dostarczać tak dużych ilości węglowodanów, jak wcześniej, gdyż nie ma aż takiej potrzeby odbudowy zapasu glikogenu przy lżejszych treningach.

Człowiek jest tak skonstruowany, że utrzymywanie organizmu w określonym stanie kosztuje mniej energii niż przywracanie tego stanu.

Dawkę węglowodanów zwiększamy wraz ze wzrostem intensywności treningowej – aczkolwiek polecam to robić stopniowo, np. co tydzień zwiększać ją o 50–70 g w przypadku mężczyzn, i o 20-30 g w przypadku kobiet.

Błędem jest także działanie odwrotne, czyli niska podaż kalorii w celu utrzymania za wszelką cenę niskiego poziomu tkanki tłuszczowej. Mimo lżejszych treningów nie powinniśmy cały czas pozostawać w deficycie kalorycznym. Dla przykładu osoba, której dzienne zapotrzebowanie wynosi 3700 kcal, a która dostarcza organizmowi 2500 wyłącznie po to, by utrzymać formę w okresie roztrenowania, robi sobie krzywdę i mocno ogranicza swój potencjał.

Dążymy raczej do tego, by zjadać tyle, ile wynosi nasze zapotrzebowanie, czyli ok. 3600–3900 kcal. Ciągle pamiętajmy też o dokwaszeniu żołądka, odpowiedniej metylacji oraz probiotykach.

Jeśli wszystko jest już poukładane, można dodatkowo 1-2 razy w miesiącu przygotować sobie posiłek „oszukany". Pozwoli to na większy luz psychiczny, dodatkowo może w niektórych przypadkach poprawić metabolizm.

W zależności od celu treningowego i budowy ciała, taki posiłek będzie miał zdecydowanie inną kaloryczność niż te, które spożywamy na co dzień – między 800 a nawet kilka tysięcy kalorii. To, co zauważymy nazajutrz, to większa waga, jednak nie należy się nią specjalnie przejmować, gdyż zazwyczaj jest to jedynie efekt większej kumulacji wody.

Gdy mądrze do tego wszystkiego podejdziemy, o wiele lepiej wykorzystamy ten etap, niż osoby które potraktują to jako typowy „off-season", czyli trenowanie na pół gwizdka, jedzenie na pół gwizdka, no bo przecież „mi się należy".

Tak wypracowany kapitał przełoży się na przygotowania i osiągnięcie szczytu formy. A chyba każdy chciałby powrócić do startów w zawodach, będąc silniejszym, szybszym i ciesząc się niezachwianym zdrowiem.

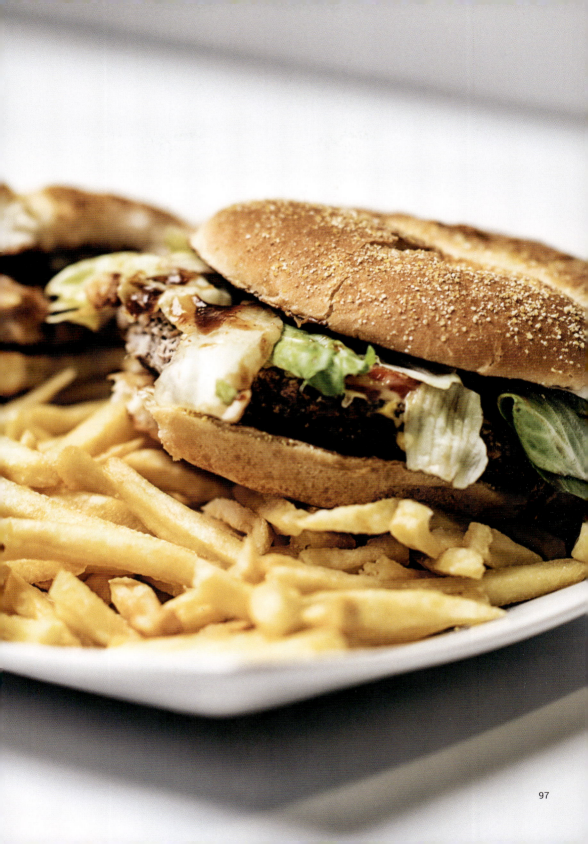

Cheat meal i jego rola w diecie

Gdy już ustaliśmy, co jest dla Ciebie dobre, i wiesz, jak dostosować jadłospis do swojej budowy oraz uprawianej dyscypliny sportowej, w trakcie oraz poza sezonem, czas przejść do nieco przyjemniejszego zagadnienia, czyli wspomnianego już posiłku „oszukanego". Cheat meal jest bardzo popularnym i skutecznym zabiegiem nawet w bardzo dobrze zbilansowanej diecie.

Skupmy się najpierw na aspekcie mentalnym. Jeśli mamy świadomość, że po wykonanej żmudnej pracy przychodzi nagroda, rewelacyjnie wpływa to na psychikę i chęć do jeszcze wydajniejszej pracy. Dzieje się tak dlatego, że po każdym, nawet małym osiągnięciu Twój mózg wie, że czeka go nagroda. To z kolei sprawia, że chcesz podejmować coraz to trudniejsze wyzwania. Dla jednego taką nagrodą może być zjedzenie ulubionego burgera, a dla innego — przejażdżka sportowym samochodem. Nieważne, co jest tą nagrodą, ważne, że sprawia nam frajdę i widzimy dzięki niej sens ciężkiej pracy. Ważne, by sobie takie nagrody planować po każdym, małym bądź większym, sukcesie.

Jeśli dieta jest dla Ciebie męcząca i czekasz na cheat meal tylko po to, by odpocząć od tych „beznadziejnych posiłków", problem leży w samym jadłospisie.

Dieta, którą stosujesz na co dzień — poza tym, że jest odżywcza — musi być również smaczna i dopasowana do trybu dnia, inaczej będziesz wiódł życie w męczarniach i myślał jedynie o tym, kiedy się to skończy. Taki system nie będzie działać. Cheat meal ma sprawić,

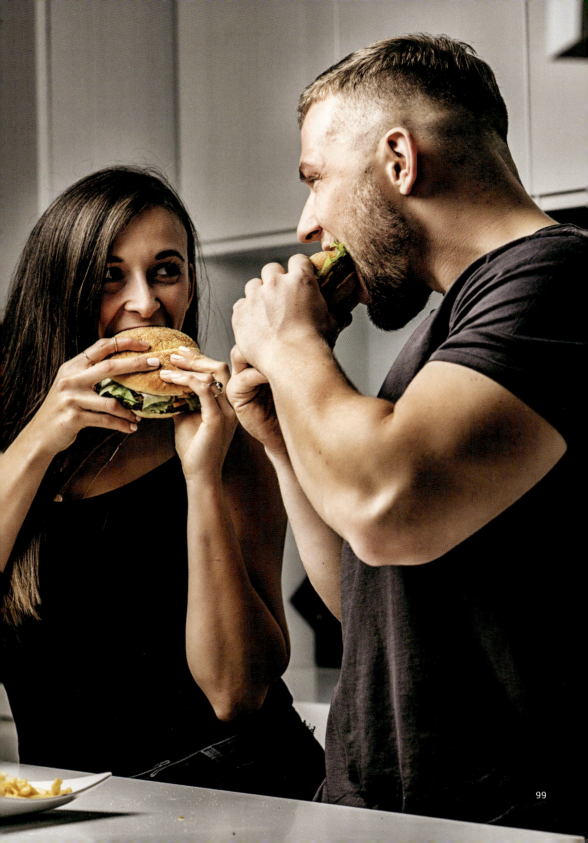

że zjesz to, na co masz ochotę, przez co poczujesz się nagrodzony; nie może jednak być czymś, co utrzymuje Twoje zdrowie psychiczne w jako takiej równowadze.

U osób, u których metabolizm trochę zwolnił przez zbyt długo utrzymywany deficyt kaloryczny (np. przed „robieniem" wagi albo formy startowej), a mają już stosunkowo niski poziom tkanki tłuszczowej, spożywanie oszukanego posiłku dodatkowo może wpłynąć na przyspieszenie metabolizmu. Dzieje się tak, ponieważ dochodzi do stymulacji gruczołów i zwiększenia produkcji hormonów, takich jak insulina. Pamiętajmy jednak, by małe oszustwo było w pełni kontrolowane – mam tu na myśli zachowanie odpowiedniego bilansu kalorycznego.

Podam przykład. Jeśli ktoś ma ujemny bilans kaloryczny i spożywa codziennie 2800 kcal, podczas gdy dzienne zapotrzebowanie jego organizmu wynosi 3400, w skali tygodnia generuje to deficyt na poziomie 4200 kcal. Oznacza to, że jeśli zje „cheata" zawierającego 1000–1200 kcal, wciąż pozostaje w deficycie i jest w stanie w dalszym ciągu spalać tkankę tłuszczową.

Przy stosowaniu „oszukanych" posiłków należy jednak pamiętać o kilku zasadach:

→ Trzeba pozwolić zadziałać diecie bazowej, którą ustaliliśmy na początku. Potrzeba minimum 3–4 tygodni, zanim organizm w pełni zaadaptuje się do wszelkich zmian. Nie możesz więc już na wstępie bezkarnie dorzucać do niej burgera jako urozmaicenia jadłospisu. To tak, jakby otworzyć firmę i od razu chcieć jechać na wakacje – każdy rozsądny wie, że to nie może się udać. Zacznij dietę i urozmaicaj ją tak, by była dla Ciebie naprawdę smaczna, wtedy nie będziesz mieć ochoty podjadać. Posiłek „oszukany" tylko wtedy będzie nagrodą za dokonane postępy.

→ Jeśli masz wysoki poziom tkanki tłuszczowej i ewentualne problemy z gospodarką cukrową, cheat meal niestety nie jest dla Ciebie, spowoduje bowiem więcej szkody niż pożytku. Musisz najpierw zająć się swoim zdrowiem i uwrażliwić komórki na insulinę poprzez czystą, zbilansowaną dietę.

→ Unikaj jedzenia słodyczy, lepiej już postawić na fast foody, które mają choć trochę wartości odżywczych – znajdziesz w nich nie do końca zgodne z dietą składniki, ale przecież – mam nadzieję – nie jesz ich codziennie, tylko 1–2 razy w miesiącu. Osobom zdrowym nie wyrządzi to żadnej krzywdy. Po posiłek „oszukany" można również sięgnąć w formie obiadu u mamy, który na pewno lubisz, a będąc na diecie, od dawna go nie jadłeś (osobiście uwielbiam pierogi ze skwarkami albo bigos z ziemniakami). To również może być Twój cheat meal, a na dodatek sprawisz w ten sposób radość najbliższym.

→ Warto spożyć posiłek „oszukany" po ciężkim treningu, sparingu lub meczu, ze względu na większą wrażliwość insulinową, co wpłynie na lepsze wykorzystanie składników odżywczych w nim zawartych.

Po posiłek „oszukany" można również sięgnąć w formie obiadu u mamy.

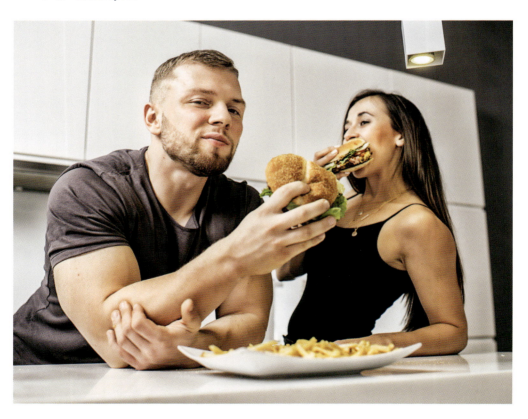

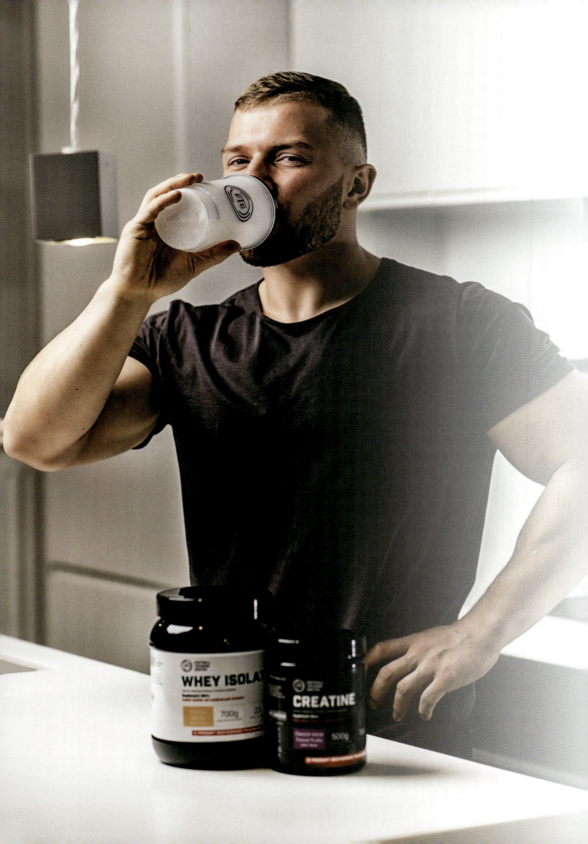

CZĘŚĆ 2

SUPLEMENTACJA

Wstęp

Obecnie jest to istotny element odpowiedniej diety sportowca i nie ma co do tego żadnych wątpliwości. Żywność, która jest oferowana w sklepach, zawiera coraz mniej składników odżywczych – dotyczy to przede wszystkim owoców i warzyw.

Produkty, których na co dzień używamy – jak brokuły, ziemniaki, banany, szpinak, marchew, truskawki – mają 30–70% mniej cennych witamin i minerałów niż np. 20 lat temu. Ciężko więc dostarczyć organizmowi wszystkiego, czego potrzebuje w przypadku wyśrubowanego poziomu sportowego, przy którym zapotrzebowanie na mikroelementy jest czasami kilkakrotnie wyższe niż u przeciętnego człowieka.

Suplementacja to bardzo ważny element układanki. Na podstawie badań jesteśmy w stanie wywnioskować, gdzie mamy braki w żywieniu, a następnie przyjmować to, czego nam brakuje. Nieprzypadkowo wcześniejszy dział poświęcony był badaniom. Miał bowiem za zadanie uświadomić Ci, by przeprowadzać je regularnie i nauczyć się właściwie odczytywać ich wyniki. Dobry dietetyk czy trener, zanim zacznie z zawodnikiem jakąkolwiek współpracę, zleci mu odpowiednie badania, aby ustalić odpowiednią dietę oraz suplementację.

Osobiście zacząłbym suplementację od kompletu witamin i minerałów, oczywiście w stosownych dawkach. Nie mówię tu o ilościach „rekomendowanych", lecz spełniających nasze realne zapotrzebowanie. A jak wiadomo, zapotrzebowanie sportowca jest nieco inne niż osoby spędzającej większość czasu za biurkiem.

Dbając o tak często pomijany element, szczególnie u sportowców na wczesnym etapie kariery, jesteśmy w stanie uniknąć wielu chorób przewlekłych, przeziębień, a nawet drobnych kontuzji.

Co to daje? Przede wszystkim oszczędza nasz najcenniejszy zasób – CZAS. Jeśli będziesz mieć żelazną odporność przez cały

Dobry dietetyk czy trener, zanim zacznie z zawodnikiem jakąkolwiek współpracę, zleci mu odpowiednie badania.

rok, będziesz w stanie oszczędzić co najmniej miesiąc w skali roku – cały miesiąc więcej na treningi i doskonalenie Twoich umiejętności. Ktoś, kto raz za razem choruje, nie tylko traci czas na przesiadywanie w domu, ale często przyjmuje antybiotyki, dodatkowo pogarszające dyspozycję jego organizmu. Pytanie więc brzmi: czy lepiej zainwestować teraz we wszystkie potrzebne witaminy, czy później wydawać na leki?

Pamiętajmy jednak, że dawki witamin będą różnić się w zależności od niedoborów danego organizmu, podejmowanego wysiłku i – w pewnej mierze – masy ciała.

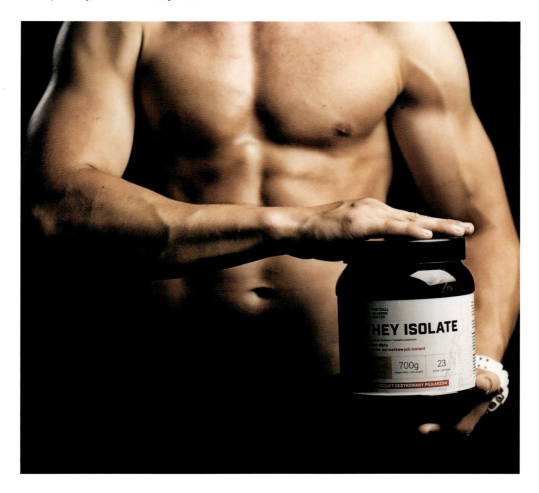

Kluczowe witaminy i minerały w diecie sportowca

Witaminy A, D, K – jak już wspomniałem w poprzednim rozdziale, te trzy witaminy, brane w odpowiedniej dawce, będą podstawą zagwarantowania właściwej odporności w trakcie ciężkiego sezonu, będą też wspierać transport wapnia do kości i zębów oraz odpowiadać za lepszą pracę hormonów płciowych, takich jak testosteron.

Od trzech lat ani razu nie byłem przeziębiony, nie mówiąc o jakiejś poważniejszej chorobie, choćby grypie.

Jak dobrać dawkę? Najlepiej zrobić badania krwi – o niedoborze mówimy, jeśli okaże się, że poziom witaminy D jest niższy od 32 ng/ml – optymalny wynik to 50–70 ng/ml. Aby go uzyskać, sam musiałem przez kilka tygodni stosować dziennie 20 000 UI witaminy D. Jednocześnie aby nie była ona potencjalnie toksyczna dla organizmu, przyjmowałem tyle samo witaminy A – 20 000 UI – oraz 400 mcg witaminy K2. Później zmniejszyłem do 5000 UI dawkę witamin D i A, natomiast K2 – do 300 mcg.

Co mi to dało? Od trzech lat ani razu nie byłem przeziębiony, nie mówiąc o jakiejś poważniejszej chorobie, choćby grypie.

Witamina C – jest dobrym antyoksydantem, ponadto doskonale wspiera odporność. Dla sportowców wyczynowych równie ważne jest, że wspomaga też struktury kolagenowe w skórze, ścięgnach, stawach i mięśniach.

Dzienna dawka witaminy C u sportowców powinna się zawierać między 4 a 10 g, w zależności od zapotrzebowania. Jednorazowa dawka to 1–2 g, dlatego najlepiej podzielić tę docelową na kilka mniejszych. Przy drobnych przeziębieniach proponuję zwiększyć dawkę dwukrotnie, a przy poważnych infekcjach – nawet trzykrotnie.

Witaminy z grupy B – wspierają odpowiednią metylację, układ nerwowy i pracę nadnerczy, co niewątpliwie jest istotne dla sportowców. Polecam brać je w postaci B-complex.

Witaminy z grupy E – poprawiają pracę tarczycy (szczególnie tokotrienol), zmniejszają krzepnięcie krwi, wspierają pracę serca i układ krążenia – dawka: 400 UI dziennie. Poza zażywaniem kompleksu witamin z grupy E warto mocniej suplementować wspominany tokotrienol w dodatkowej dawce 50-100 mg, dla optymamlnej pracy tarczycy.

Magnez – wspomaga pracę układu nerwowego, umożliwia lepszy sen oraz zmniejsza ból mięśniowy po ciężkich treningach. Przy intensywnym wysiłku fizycznym dawkowanie powinno wynosić między 600 a 1200 mg w ciągu dnia.

Cynk – podnosi poziom testosteronu, usprawnia produkcję antyoksydantów i pozytywnie wpływa na odporność. Dawkowanie: 30–60 mg na dzień.

Omega-3 (EPA i DHA) – ma działanie przeciwzapalne, reguluje działanie insuliny, wspiera pracę stawów oraz mózgu. Dawkowanie: 1–2 g na dzień przy codziennej profilaktyce. Przy poważniejszych stanach zapalnych dawkę dzienną można zwiększyć nawet do 10–15 g.

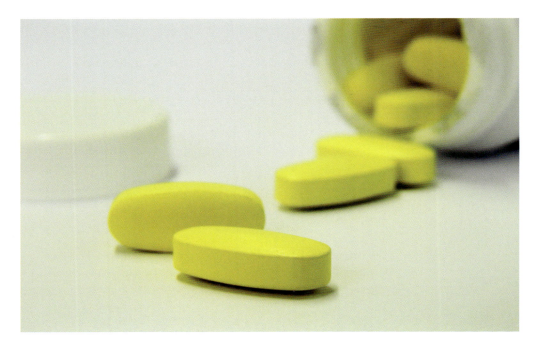

Suplementacja wspomagająca trawienie

Jak już kilkakrotnie podkreśliłem, jesteśmy tym, co wchłaniamy, a nie tym, co jemy. Dlatego nawet świetnie dopasowana dieta będzie mało skuteczna, jeśli nie będziemy tego jedzenia przyswajać. Trawienie to absolutny fundament, gdy mowa o postępach, zdrowiu i codziennym funkcjonowaniu sportowca. Nie będzie wybitnym zawodnikiem ten, kto ma tego typu problemy. Nie dziwcie się więc, że piszę o tej kwestii ponownie już na początku tego rozdziału.

Pierwsza kwestia to zakwaszenie żołądka. Aby żołądek funkcjonował prawidłowo, trzeba mieć odpowiednio niskie pH — to umożliwia trawienie pokarmów oraz zabijanie rozmaitych bakterii. Wiele osób, z którymi zaczynam współpracę, ma problemy ze zgagą, co w 99% przypadków jest spowodowane właśnie niedokwaszonym żołądkiem.

Wiele osób, z którymi zaczynam współpracę, ma problemy ze zgagą.

Banalnym rozwiązaniem problemu jest codzienne przygotowywanie mikstury z dodatkiem octu jabłkowego, cytryny oraz soli kłodawskiej, której przepis podałem w przykładowych jadłospisach dla każdego typu budowy — i w tym zawarta jest cała filozofia zakwaszenia żołądka. Przyznam, że taki napój jest średnio smaczny, dlatego można do niego dorzucić łyżeczkę miodu; jest jednak rewelacyjny, gdy chodzi o właściwości prozdrowotne.

Suplementację można dodatkowo wspomóc pepsyną oraz betainą, co usprawni trawienie, a także uchroni nas przed zaburzeniami pracy układu pokarmowego.

Nie sięgajmy po farmaceutyczne środki zaradcze, tylko skupmy się na źródle problemu.

Kolejnym, równie ważnym, a nawet w pewnych przypadkach ważniejszym, suplementem są probiotyki, o których wspomniałem szerzej w poprzednim rozdziale. Probiotyki powinny być dopasowane do indywidualnych potrzeb sportowca, dlatego nie będę opisywał, jakie konkretnie produkty bym proponował. Podkreślę tylko, że dla większości osób 50–100 mln odpowiednich szczepów bakterii pozwoli na odbudowę flory bakteryjnej. Szczególnie rekomenduję ich stosowanie w okresach cięższych przygotowań, przy wzmożonych wysiłkach fizycznych i psychicznych.

Dopiero gdy zadbamy o te podstawy, możemy zastanowić się nad potrzebą inwestowania w pozostałe suplementy. Suplementy, które w istotny sposób mogą poprawić możliwości naszego organizmu. W tym miejscu chciałbym wskazać wyłącznie te produkty, których stosowanie daje rzeczywiste korzyści.

Kreatyna

Kreatyna jest suplementem najlepiej przebadanym i nie ma żadnych wątpliwości co do jej skuteczności w kwestiach zwiększania masy mięśniowej, siły oraz przyśpieszenia regeneracji. Na rynku możemy znaleźć wiele odmian, jednak najbardziej sprawdzoną i najskuteczniejszą jest monohydrat.

Kreatyna działa poprzez zwiększanie ilości dostępnego ATP (adenozynotrójfosforanu), który jest najważniejszą cząsteczką energetyczną na poziomie komórkowym. Organizm może bowiem produkować energię przede wszystkim z węglowodanów, tłuszczów oraz fosfokreatyny.

Fosfokreatyna daje jednak energię na bardzo krótko (ok. 30 sekund), ale za to o najwyższej intensywności, dlatego jest optymalna w sportach, gdzie aktywność jest niezwykle krótka, intensywna i najlepiej powtarzalna, ponieważ związek ten bardzo szybko się odbudowuje. Takimi sportami są sprinty czy podnoszenie ciężarów. W sportach wytrzymałościowych jedynie przyczyni się ona do krótszego okresu regeneracji.

Co ciekawe, kreatyna wykazuje również właściwości prozdrowotne, choćby w związku z działaniem antyoksydacyjnym. Warto ją więc stosować nie tylko podczas intensywnych cykli treningowych, lecz także podczas rehabilitacji po kontuzji.

 ### Jak suplementować kreatynę?

Kreatynę warto przyjmować w większych dawkach (nawet 20 g dziennie), w momencie gdy jesteśmy na krótko przed ważnymi zawodami. Wtedy szybko uzyskamy efekt nasycenia, co przełoży się na wyniki.

Natomiast gdy sezon się kończy i nie musimy, a wręcz nie powinniśmy utrzymywać wysokiej formy, warto zmniejszyć dawkę do 3–5 g na dzień czy nawet do zera, jeśli trenujemy lekko. Nie chodzi o to, że suplementacja wysoką dawką jest szkodliwa dla zdrowia, bo nie jest, ale wpływa negatywnie na ekspresję receptorów kreatyny i powoduje zmniejszenie ich aktywności. Mówiąc prościej, organizm przyzwyczaja się do dużej dawki kreatyny, przez co słabiej na nią reaguje – nie da ona zatem takich efektów, jak wcześniej, gdy zaczniemy ją z powrotem stosować w sezonie.

Organizm przyzwyczaja się do dużej dawki kreatyny, przez co słabiej na nią reaguje.

Dlaczego jeszcze kreatyna może nie przynosić spodziewanych efektów?

Należy zrozumieć, że sód w diecie jest niezbędny do działania tzw. transporterów kreatyny – przy jego niedoborze wchłanianie może spaść nawet o 70%. Nie bójmy się więc soli i dobrze się nawadniajmy, ponieważ kreatyna potrzebuje również dobrego nawodnienia organizmu, by działać efektywnie.

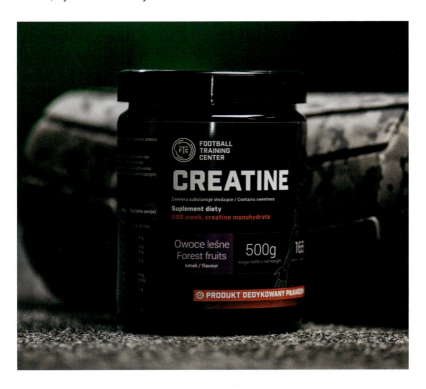

Beta-alanina

Beta-alanina jest aminokwasem i pochodną alaniny, związku należącego do podstawowych aminokwasów białkowych, o których pisałem wcześniej. Suplementacja beta-alaniną pozwala na zwiększenie stężenia w mięśniach karnozyny.

Większa ilość karnozyny oznacza lepsze odżywienie mięśni.

Karnozyna jest dipeptydem który występuje we włóknach szybko- i wolnokurczliwych, czyli w tkance mięśniowej ale również w mózgu i całym układzie nerwowym. Skupmy się jednak na aspekcie sportowym. Większa ilość lepsze odżywienie mięśni, co daje zarówno ich wydajniejszą pracę podczas treningu, jak i szybszą regenerację po wysiłku.

Suplementowanie beta-alaniny będzie przekładać się na wydolność organizmu, gdyż będziemy w stanie podejmować wysiłek o większej intensywności i dłuższym trwaniu. Sprawdzi się więc nie tylko przy sportach wytrzymałościowych, ale też będzie budować wydolność tlenową w dyscyplinach dużo bardziej intensywnych – sprinterskich lub siłowych.

Podsumowując: beta-alanina zwiększa masę mięśniową i naszą moc oraz wydolność tlenową i beztlenową, sprawdzi się zatem w przypadku większości sportowców.

Połączenie beta-alaniny z kreatyną

Beta-alanina doskonale działa w połączeniu z kreatyną, ponieważ suplementy te dają dużo lepsze efekty stosowane razem niż osobno – uzyskamy bowiem efekt synergii.

System glikolityczny wspomagany przez beta-alaninę idealnie będzie sprzęgać się z suplementacją kreatyny, zabezpieczając ATP--azę miozynową. Będzie to skutkowało jeszcze większym wzrostem siły, wytrzymałości mięśni, lepszą regeneracją, a także szybszym spalaniem tkanki tłuszczowej.

💡 Dawkowanie

Beta-alaninę można przyjmować zarówno przed, jak i po wysiłku fizycznym, w obu przypadkach będzie się doskonale sprawdzać. Optymalna dawka dla większości osób to 3–6 g na dzień. Beta-alaninę można z powodzeniem stosować przez dłuższy czas, gdyż nasycenie mięśni karnozyną trwa nawet 10–12 tygodni. Jeśli mamy mniej czasu na przygotowanie szczytowej formy, należy zwiększyć dawkę dwukrotnie, przez co efekt nasycenia mięśni nastąpi dużo szybciej.

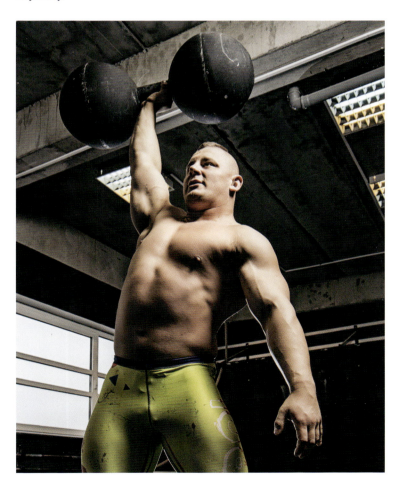

Aminokwasy BCAA I EAA

Na początku zacznijmy od tego, jak działają te suplementy. Mięśnie składają się z aminokwasów – BCAA, EAA oraz NEAA. Te ostatnie nas nie interesują w kontekście suplementacji, gdyż organizm może sam je produkować. Natomiast BCAA i EAA to aminokwasy egzogenne, co oznacza, że musimy dostarczać mu je wraz z pożywieniem bądź po prostu suplementować.

BCAA (ang. branched chain amino acids – aminokwasy o rozgałęzionych łańcuchach) to zestaw trzech rozgałęzionych aminokwasów: leucyny, waliny i izoleucyny.

I teraz bardzo ważna kwestia: jeśli organizm nie dysponuje wszystkimi aminokwasami, jeśli występuje niedobór BCAA, odbudowa mięśni nie nastąpi. Leucyna zawarta w BCAA jest bowiem kluczowym aminokwasem w procesie tworzenia większych i silniejszych mięśni, jednak brak pozostałych aminokwasów powoduje, że ten suplement będzie wykazywał jedynie działanie antykataboliczne, czyli chroniące przed ich rozpadem, ale nie odbudowujące.

Kiedy jest więc odpowiednia pora na BCAA? Przed treningiem albo w jego trakcie.

Kiedy jest więc odpowiednia pora na BCAA? Przed treningiem albo w jego trakcie. Białka mięśniowe składają się w ok. 30% z aminokwasów BCAA. Podczas bardzo intensywnego treningu dochodzi do tego, że mięśnie rozkładają te białka, aby uzyskać energię. W trakcie takiego wysiłku wzmaga się produkcja tlenku azotu, który aminokwasy BCAA transportują z mięśni do wątroby, gdzie tworzy się inny aminokwas – L-alanina. On z kolei, w procesie glukoneogenezy, przekształca się w glukozę. Powstały w ten sposób zapas energii w postaci glukozy jest transportowany do mięśni, dostarczając paliwa do dalszej pracy. Dzięki temu poziom cukru we krwi pozostaje na odpowiednim poziomie, a tkanka mięśniowa jest dużo

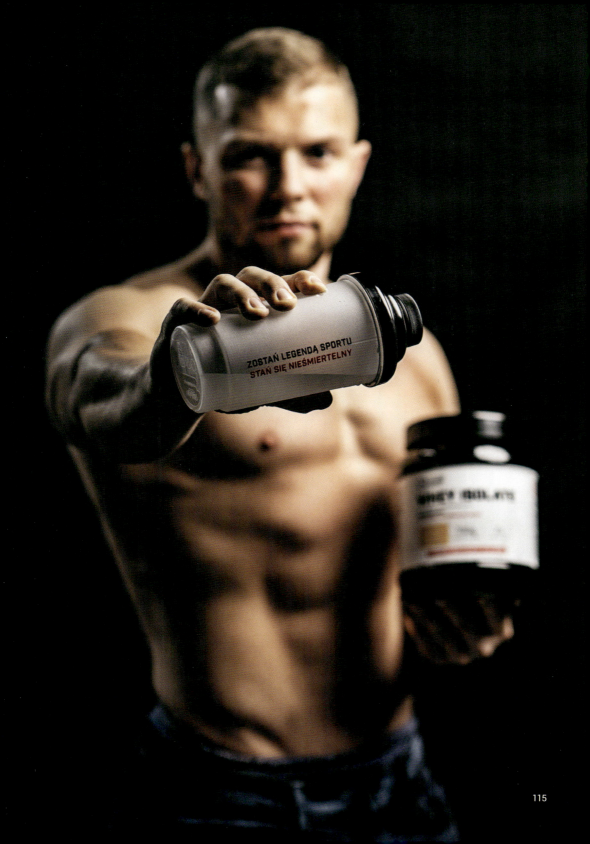

ZOSTAŃ LEGENDĄ SPORTU
STAŃ SIĘ NIEŚMIERTELNY

mniej podatna na rozpad. Mniejszy rozpad białek oznacza zachowanie większej masy mięśniowej i siły mięśni.

Dawkowanie BCAA dopasowałbym przede wszystkim do rodzaju wysiłku. Jeśli jest on długotrwały, a ryzyko katabolizmu duże, proponuję spożywać 10 g przed treningiem oraz drugie tyle w trakcie długotrwałej sesji. W przypadku treningów krótkich, o bardzo wysokiej intensywności, wystarczy, że spożyjemy przed treningiem 10–15 g, a bezpośrednio po nim wypijemy izolat białka serwatkowego bądź EAA.

Po treningu znacznie lepszym wyborem będzie EAA (ang. Essential Amino Acids - aminokwasy egzogenne). To komplet aminokwasów niezbędnych do odbudowy białek w mięśniach. Ich nazwa oznacza, że nie jesteśmy w stanie sami produkować tych aminokwasów, dlatego musimy je dostarczać z pożywienia albo suplementów.

W EAA znajdziemy: leucynę, izoleucynę, walinę, lizynę, metioninę, treoninę, tryptofan i fenyloalaninę. Dostarczenie tych aminokwasów po treningu jest kluczowe dla rozpoczęcia procesów anabolicznych. Często spotykam się jednak ze stosowaniem tylko aminokwasów rozgałęzionych. To błąd. Jeśli zależy nam na sprawnej regeneracji, trzeba dostarczyć organizmowi EAA albo izolatu/hydrolizatu białka, który również zawiera komplet aminokwasów.

Aminokwasy wchodzą także w skład produktów białkowych, takich jak mięso, jaja, ryby, jednak przyjęcie ich w formie płynnej, bezpośrednio po treningu, zapewnia ich maksymalnie szybkie wchłonięcie i odbudowę białek tkanki mięśniowej.

Zastosowanie EAA w sporcie

Suplementy bogate w EAA sprawdzą się u osób źle tolerujących odżywki białkowe (podobnie jak nabiał). Wówczas odradzałbym używanie odżywek na bazie białka serwatkowego i czerpanie białka po treningu z EAA.

Drugą grupą, w przypadku której EAA będzie dobrym wyborem, są osoby źle reagujące na stałe pokarmy po wysiłku fizycznym. Jeśli trenujemy na czczo, również polecam po zakończeniu ćwiczeń wypić 15–20 g aminokwasów EAA, by zabezpieczyć tkankę mięśniową przed rozpadem.

Nie ma znaczenia, w jakim okresie jesteśmy – budowania siły, masy mięśniowej, wydolności tlenowej czy wytrzymałości – w każdym wypadku ten suplement doskonale się sprawdzi.

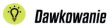 ## Dawkowanie

W zależności od tego, jak bardzo wyczerpująca dla mięśni była sesja treningowa, aminokwasy egzogenne zaleca się przyjmować wraz z węglowodanami w ilościach 10–20 g.

Dawka węglowodanów w takim szejku też jest zależna od rodzaju i długości wysiłku. Gdy wysiłek był mniej intensywny, może to być tylko np. 1 banan, czyli ok. 20 g węglowodanów. Jeśli wysiłek był długi i wytężony, ilość węglowodanów może sięgać 70–100 g.

EAA oczywiście możemy zażywać także przed treningiem lub w trakcie trwania wysiłku – wtedy już jednak nie ma konieczności stosowania BCAA.

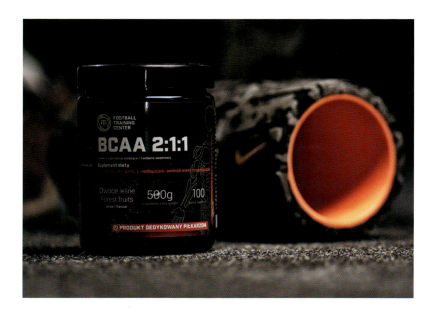

Odżywki białkowe

Najpopularniejsze są białka serwatkowe. Charakteryzują się bardzo dobrą przyswajalnością, pełną zawartością aminokwasów egzogennych, wchłaniają się bardzo szybko i mają rewelacyjne walory smakowe.

Te zalety sprawiają, że są numerem jeden na rynku. Trzeba jednak pamiętać, że osoby mające problemy z tolerancją nabiału, w tym również białek mlecznych, nie powinny takich suplementów stosować. Będą bowiem wywoływały reakcje alergiczne oraz problemy gastryczne.

Białko serwatkowe jest produktem naturalnym – otrzymuje się je z serwatki. Serwatka natomiast jest produktem ubocznym wytwarzania sera. Białko dostępne jest na rynku w postaci koncentratów, izolatów i hydrolizatów, batonów i lodów proteinowych oraz jako dodatek do maseł orzechowych.

Odżywki białkowe polecane są niezależnie od wieku i wytrenowania sportowców. Pominąwszy osoby reagujące alergicznie, są dobre dla wszystkich.

Ilość białka w diecie powinna być bardzo mocno zindywidualizowana. Gdy uprawiana dyscyplina wymaga dużej podaży białka, a nie jesteśmy w stanie w żaden sposób dostarczyć go z pożywienia, możemy wprowadzić do naszego jadłospisu 1–2 szejki w ciągu dnia, które z powodzeniem zastąpią któryś posiłek. U osób, które będą rozwijały masę i siłę mięśni, podaż białka powinna oscylować pomiędzy 1,5–2,2 g/kg beztłuszczowej masy ciała. W sportach wytrzymałościowych oraz wytrzymałościowo-siłowych ta podaż może być trochę niższa – 1,3–2 g/kg.

Musimy jednak pamiętać, że białko serwatkowe to suplement diety, czyli dodatek. Dostarczajmy więc białko głównie z mięsa, ryb i jajek. Odżywka sprawdzi się natomiast w sytuacji, gdy za godzinę rozpoczynamy trening i chcemy spożyć coś energetycznego. Posiłek w formie płynnej na bazie białka serwatkowego będzie doskonałą opcją – może zawierać zdrowe źródła tłuszczów, jak olej kokosowy, orzechy, awokado, żółtka jaj, ale również węglowodany – płatki jaglane czy dojrzały banan. Taki posiłek zostanie strawiony bardzo szybko, nie powodując dyskomfortu podczas sesji treningowej, co jest jego kolejną zaletą.

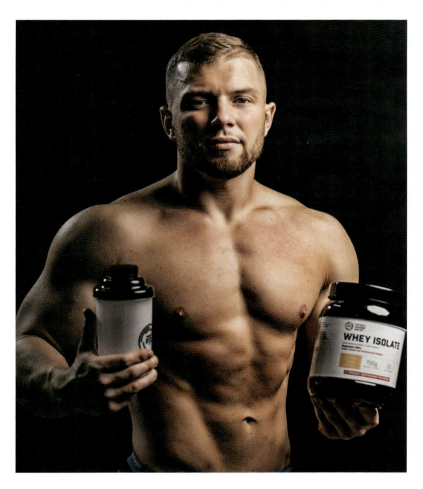

Kiedy jest najlepsza pora na spożycie odżywki białkowej i ile jej stosować?

Najlepszy czas dla odżywki białkowej to moment zaraz po wysiłku fizycznym, gdyż dostarczymy wtedy organizmowi aminokwasów niezbędnych do odbudowy uszkodzonych struktur mięśniowych, uruchamiając tym samym procesy anaboliczne. Dawkowanie waha się między 20–40 g, głównie w zależności od rodzaju wysiłku.

Oczywiście, wcale nie musimy stosować kazeiny, aby uzyskać stabilny poziom aminokwasów we krwi.

Białko o dłuższym czasie wchłaniania — często stosowane przed snem

Kazeina micelarna to białko zapewniające stałe uwalnianie aminokwasów do krwi, co sprawia, że wiele osób stosuje ją przed snem, aby dostarczyć organizmowi w tym czasie wolno uwalnianych aminokwasów do krwiobiegu. Proces ten trwa zazwyczaj 7–8 godzin, natomiast jeśli zapotrzebowanie na białko jest bardzo duże, ten czas może się znacznie skrócić. Kazeina jest więc wolno trawiona, aczkolwiek jest również bardzo dobrym źródłem białka, które odżywia mięśnie na długo po tym, kiedy izolat czy koncentrat białka serwatkowego przestały już działać.

Oczywiście, wcale nie musimy stosować kazeiny, aby uzyskać stabilny poziom aminokwasów we krwi. Wystarczy, że do kolacji dodamy odpowiednią ilość tłuszczów, dzięki którym aminokwasy będą wolniej uwalniane do krwiobiegu.

Dawkowanie zależne jest od tego, jak dużo białka w diecie nam brakuje. Jeśli mielibyśmy przykładowo zjeść na kolację 150 g ryby z ziemniakami, a zamiast tego wolimy wypić szejk z dodatkiem płatków jaglanych, będziemy potrzebowali ok. 30 g kazeiny.

 Najlepsza opcja po treningu

Izolat białek serwatkowych – czysta forma serwatki, nie zawiera tłuszczu ani cukrów. Taki izolat jest świetnie trawiony. Dodatkowo nie zawiera laktozy.

Hydrolizat białek serwatkowych – podobnie jak izolat, nie zawiera tłuszczu ani cukrów czy laktozy. Ponadto wchłania się jeszcze szybciej niż izolat i charakteryzuje się bardzo wysoką wartością biologiczną – jest doskonale przyswajalny.

Białko przed snem

Kazeina micelarna – bardzo dobrej jakości białko, które jest wolno trawione, przez co dostarcza aminokwasów do organizmu przez dłuższy czas.

Suplementacja wspierająca stawy

MSM (siarka organiczna) – wykazuje silne działanie przeciwzapalne i przeciwbólowe. Znajduje się w każdej komórce i jest niezbędna do życia. Uczestniczy w syntezie kolagenu i warto ją suplementować wraz z witaminą C, B12 oraz glukozaminą. Zapewnimy sobie dzięki temu silne działanie odbudowujące, odtruwające i anaboliczne. Dodatkowe zatrzymanie wody w tkankach łącznych daje im giętkość i sprężystość, co ułatwia zwalczenie wielu dolegliwości, z którymi borykają się intensywnie trenujące osoby, a ponadto nie ma ryzyka jej przedawkowania. MSM oddziałuje niezwykle pozytywnie na stawy, chrząstki, ścięgna, skórę (stymuluje leczenie po zabiegach i urazach), mięśnie, paznokcie i włosy.

Poza siarczanem glukozaminy polecam również suplementację siarczanem chondroityny, który będzie regenerować maź stawową i torebki stawowe.

Taka suplementacja to oczywiście dodatek do spójnej i maksymalnie odżywczej diety, która będzie wykluczała przede wszystkim gluten i tłuszcze trans. Jeśli bowiem będziemy się kiepsko odżywiać, nasze jelita będą nieszczelne, a stany zapalne będą ciągle się rozwijać i powodować spustoszenie w organizmie, prowadząc w ten sposób do uszkodzenia układu mięśniowo-szkieletowego.

Kolejna kwestia, o której się zapomina, to to, że kompleksowe leczenie urazów powinno być dostosowane do konkretnej kontuzji. Suplementy mogą tylko zminimalizować jej ponowne wystąpienie albo przyczynić się do szybszego powrotu do pełnej sprawności. Przede wszystkim dbajmy zatem o konsultacje z fizjoterapeutą, ortopedą oraz trenerem i działajmy na każdej z tych płaszczyzn.

Całkowicie odradzam branie w wypadku kontuzji leków przeciwbólowych, takich jak ibuprofen czy paracetamol, których sportowcy często nadużywają. Powodują one wiele skutków ubocznych i tylko uśmierzają ból, nie eliminując przy tym źródła problemów. Znacznie zdrowszym rozwiązaniem, wolnym od skutków ubocznych, jest cat's claw – koci pazur. Zawiera on związek przeciwzapalny i zmniejsza bóle w stawach bez ryzyka wystąpienia skutków ubocznych. Pomijam już fakt, że działa pozytywnie na szereg innych schorzeń.

 ### Objaśnienie

Cat's Claw to zioło, któremu przypisywane są wyjątkowe właściwości lecznicze. Występuje powszechnie na terenach Azji, Afryki oraz Ameryki Południowej (najmocniej wiązane z Peru). Silnie wspiera odporność organizmu. Może okazać się pomocny w profilaktyce stanów zapalnych stawów, chorobach bakteryjnych i wirusowych.

Na zmniejszenie stanów zapalnych korzystnie wpływa także suplementacja kwasów omega-3 (DHA i EPA).

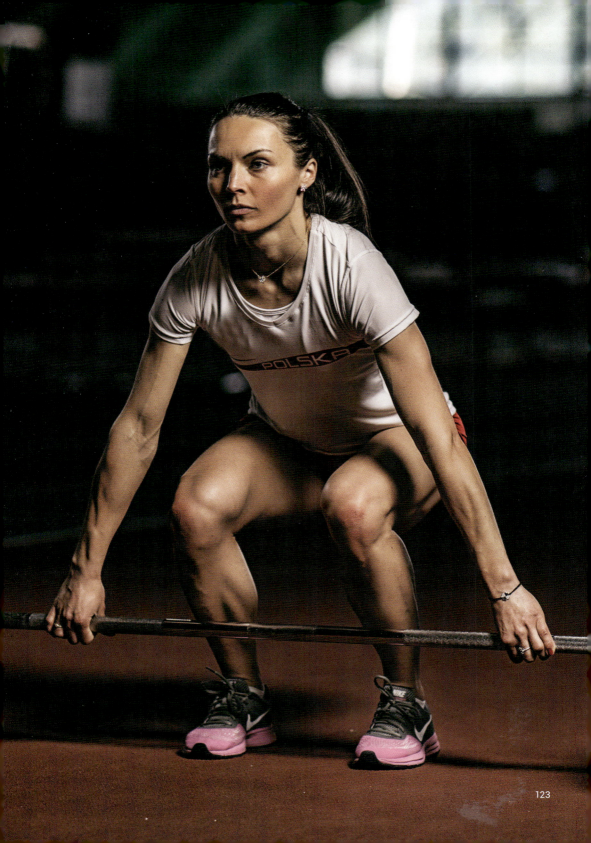

Adaptogeny — czym są i dlaczego są tak ważne w suplementacji u sportowca?

Adaptogeny to nic innego jak zioła, które dzięki swoim właściwościom pozwalają zredukować poziom kortyzolu, czyli hormonu stresu, a — jak wiadomo — u sportowców jest on na porządku dziennym — czy to mocny stres fizyczny pod postacią intensywnej jednostki treningowej, stres związany z koniecznością poprawy wyniku, presją zespołu czy nawet zwyczajnym życiem codziennym.

Istotne jest odpowiednie dopasowanie ziół.

Wiele adaptogenów sprawia, że nadnercza dużo lepiej się regenerują. Adaptogeny działają również przeciwzapalne, zwiększają produkcję limfocytów czy nawet usprawniają pracę mózgu (poprawiają pamięć). Istotne jest jednak odpowiednie dopasowanie ziół.

Opisane poniżej zioła działają wielokierunkowo i są wprowadzeniem do tego tematu. Oczywiście na rynku jest ich o wiele więcej, natomiast wskazane trzy zostały przeze mnie przetestowane i z czystym sumieniem mogę je polecić. Nie są one niezbędne w Twojej diecie, ale mogą okazać się pomocne.

 Objaśnienia

Ashwagandha (żeń-szeń indyjski) — sprawdza się praktycznie u każdego i w każdym sporcie, gdyż jej działanie ma bardzo szeroki zakres:
→ redukuje poziomu kortyzolu,
→ wykazuje właściwości antygrzybicze,
→ pozytywnie wpływa na pamięć długotrwałą,

→ zwiększa ilość białych krwinek,
→ działa neuroprotekcyjnie.
Dawkowanie: 450–900 mg przed snem.

Różeniec górski:
→ zwiększa ilość krwinek czerwonych, a tym samym podnosi wydolność tlenową,
→ poprawia umiejętność skupienia poprzez zwiększenie wrażliwości neuronów,
→ pozytywnie wpływa na nasz nastrój.
Dawkowanie: 1 g rano i – opcjonalnie – 1 g po południu.

Żeń-szeń syberyjski – wskazany szczególnie dla osób, które pracują nad wytrzymałością:
→ wydłuża czas od momentu rozpoczęcia treningu do uczucia zmęczenia,
→ ułatwia leczenie przeziębień,
→ zmniejsza symptomy stresu: nerwowość, niepokój,
→ zapewnia lepszy sen.
Dawkowanie 1g rano i -opcjonalnie -1 g po południu

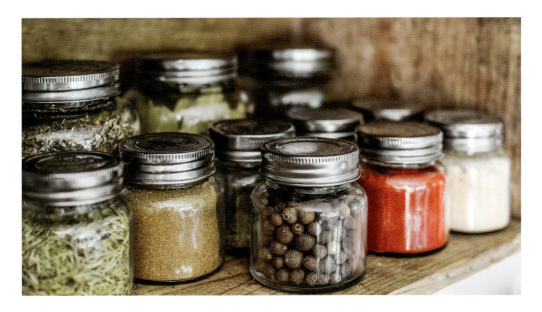

Antyoksydanty w suplementacji

Przy omawianiu diety wspominałem o wolnych rodnikach i istotnej roli antyoksydantów w diecie. Sądzę jednak, że warto zainwestować również w ich dodatkową suplementację, szczególnie gdy mowa o poziomie wyczynowym. Wspomaganie antyoksydantami zaczynamy tak naprawdę od wprowadzenia odpowiednich witamin do diety.

A, C, D, K, E, selen czy witaminy z grupy B pozwolą zwiększyć aktywność glutationu, który pomaga w tworzeniu enzymów, detoksykacji, skróceniu czasu regeneracji, poprawie odporności i wielu innych. Co ciekawe, ma znaczące działanie nawet w kwestii niszczenia komórek nowotworowych.

Niektórzy sportowcy stosują glutation także we wlewach dożylnych wraz z witaminą C. Praktyka ta jest niezwykle skuteczna, ale powinna być przeprowadzana pod okiem wykwalifikowanej osoby, umiejącej wykonywać taki zabieg.

Kolejnym suplementem wartym uwagi jest resweratrol, który – poza działaniem antyoksydacyjnym – zmniejsza stany zapalne spowodowane wyczerpującymi sesjami treningowymi, a także pomaga chronić serce i tętnice.

Chlorofil znajdujący się w spirulinie i zielonych warzywach to również związek pomocny w oczyszczaniu ciała z toksyn. Można go suplementować albo raz dziennie zafundować sobie smoothie ze szpinakiem czy jarmużem, do którego można dodać banana, awokado lub inne wartościowe produkty, jak choćby mleko kokosowe.

Ostatnim antyoksydantem, który polecałbym osobom borykającym się z przewlekłym zmęczeniem, zapaleniem stawów bądź infekcjami, jest kwercetyna. Nie należy z nią jednak przesadzać, więc jeśli dieta jest obfita w truskawki, szpinak, jarmuż, kalafior oraz inne warzywa i owoce ją zawierające, nie trzeba martwić się o dodatkową suplementację. Osobom, które nie stosują tych produktów, polecam 500 mg kwercetyny dziennie, szczególnie po okresach bardzo ciężkich treningów, kiedy liczba stanów zapalnych jest znaczna.

Na koniec chciałbym nadmienić, że nie jestem zwolennikiem używania dużej ilości antyoksydantów podczas wymagających przygotowań, raczej przed bądź po nich, czyli w okresie off-season.

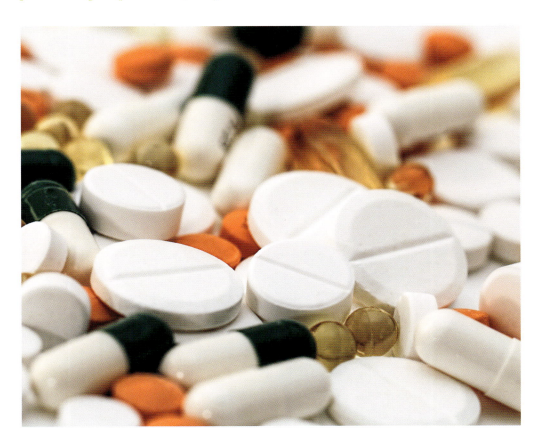

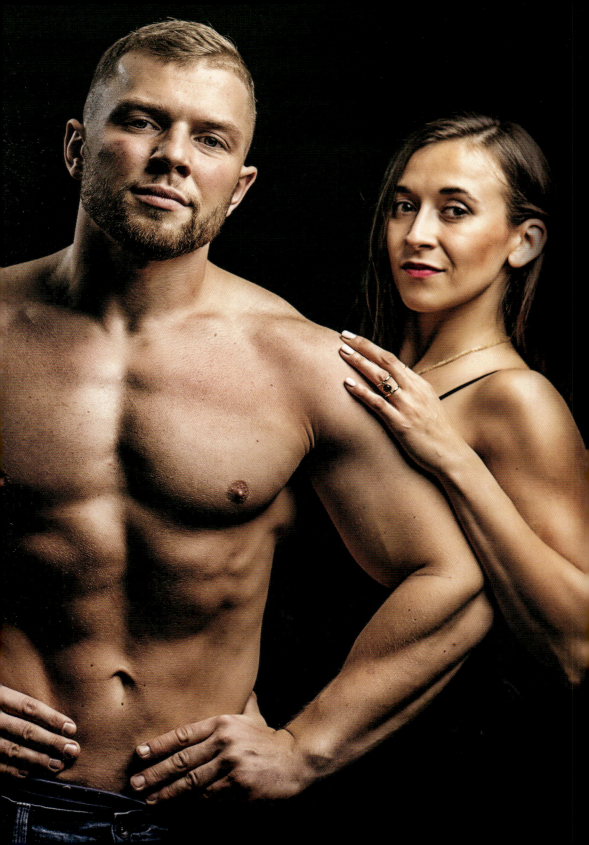

CZĘŚĆ 3

ROLA HORMONÓW W SPORCIE

Wstęp

Powinniśmy zacząć od tego, że gospodarka hormonalna jest tematem niezwykle zawiłym i rozległym, ale spokojnie — nie będę tutaj przepisywał książek naukowych. Chciałbym jedynie, aby wszystko było w pełni zrozumiałe, tak by można było to przełożyć na praktykę w dążeniu do stawania się lepszym sportowcem.

Na mechanizm, jakim jest gospodarka hormonalna, składają się wszystkie hormony w organizmie. Zaburzenia wydzielania jednego z nich wpływają na pozostałe, a — jak wiadomo — do zaburzeń hormonalnych dochodzi bardzo często. Każdy zna przynajmniej kilka osób, które borykają się z tym problemem, nie wyłączając sportowców. Pytanie brzmi: skąd się to bierze?

Czynników jest wiele — na następnych stronach wymieniam te, na które należy zwrócić szczególną uwagę.

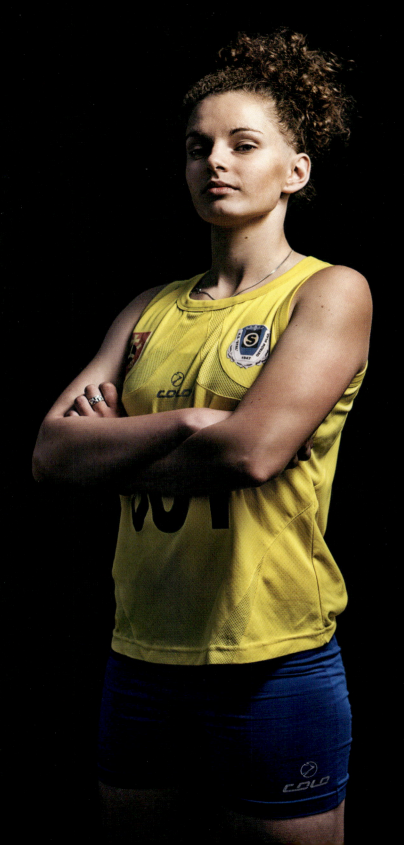

Czynniki negatywnie wpływające na funkcjonowanie gospodarki hormonalnej

Nieodpowiednia dieta

Dieta ma ogromny wpływ na hormony. Najczęstszym błędem, który obserwuję, jest eliminowanie cholesterolu, co często jest praktykowane w przypadku żywienia wysoko-węglowodanowego.

Cholesterol jest jednak niezbędny do produkcji i funkcjonowania hormonów płciowych. Organizm jest w stanie produkować pewną jego ilość, ale ok. 80% cholesterolu używanego do tworzenia hormonów pochodzi z pożywienia.

Stosowanie diety przeładowanej węglowodanami to kolejny problem wielu sportowców. Prędzej czy później można zaobserwować stan, w którym wrażliwość tkanek spada, co z kolei prowadzi do insulinooporności. Z drugiej jednak strony, ilość węglowodanów w diecie też nie może być skrajnie niska, ponieważ może to powodować problemy z tarczycą.

Węglowodany mogą być naszym najlepszym przyjacielem.

Węglowodany mogą być naszym najlepszym przyjacielem, ale i największym wrogiem. Szkopuł leży w tym, by dobrać ich odpowiednią ilość – wtedy mamy gwarancję, że gospodarka cukrowa będzie funkcjonować prawidłowo.

Następny problem to niedobór kalorii, szczególnie w sportach, w których znaczenie ma niski poziom tkanki tłuszczowej. Pozostawanie w sporym deficycie kalorycznym przez dłuższy czas będzie czynnikiem stresogennym dla organizmu, co spowoduje, że zacznie on oszczędzać energię – inaczej mówiąc: będzie się opierać spalaniu tkanki tłuszczowej, przez co proces ten zwolni, a produkcja hormonów ulegnie zaburzeniu. U kobiet po tak nieudolnie przeprowadzonej diecie można zaobserwować zwłaszcza problemy z miesiączką, wahania nastroju i niemal natychmiastowy przyrost wagi, jeśli pojawi się większa ilość kalorii. To wszystko wiąże się z rozregulowaniem pracy hormonów płciowych, uszkodzonym metabolizmem, podwyższonym kortyzolem, a często także z nabytą niedoczynnością tarczycy. Jeśli w porę nie zrobimy z tym porządku, pojawią się kolejne problemy ze zdrowiem.

U mężczyzn układ hormonalny jest nieco prostszy i trudniej go „popsuć". Oczywiście, przez złą dietę również mogą dorobić się wielu dolegliwości, natomiast z reguły są one dużo łatwiejsze do opanowania niż w przypadku kobiet. Szczególnie odradzałbym mężczyznom spożywanie produktów zawierających fitoestrogeny, np. soi, gdyż poprzez ich kumulację w organizmie w dłuższej perspektywie czasu może znacznie wzrosnąć poziom estrogenów, co będzie wiązało się z jednoczesnym spadkiem testosteronu.

Odpowiednie trawienie oraz stan jelit to równie istotne aspekty. Zadbaj więc o dokwaszenie żołądka i dobór probiotyków (pisałem o tym wcześniej) – jest to bowiem kluczowe dla prawidłowej produkcji hormonów, dobrego samopoczucia i wysokiej odporności.

Ponadto jeśli nie jesteśmy w stanie wchłaniać pożywienia, witamin i minerałów, to mimo świetnie skomponowanej diety jesteśmy niedożywieni, a co za tym idzie organizm przechodzi w stan „zagrożenia". Przestaje produkować hormony płciowe, abyśmy w takim stanie nie próbowali przypadkiem się rozmnażać; głównym celem organizmu staje się wtedy przetrwanie. Nadmiernie produkowany jest jednocześnie hormon stresu, co niesie za sobą negatywne skutki, ale o tym więcej w następnej części książki.

Zdrowe jelita to podstawa – i musimy o nie dbać, jak tylko potrafimy.

Niewystarczająca ilość snu

Sen należy do podstawowych elementów układanki, jaką jest osiągnięcie sukcesu w sporcie. Na nic zdadzą się doskonale dopracowany trening i dieta, jeśli zaniedbamy etap, na którym produkujemy najwięcej hormonów odpowiedzialnych za nasz rozwój, odbudowę masy mięśniowej, spalanie tkanki tłuszczowej i wiele procesów adaptacyjnych. Nie zapominajmy, że organizm rozwija się nie podczas treningu, lecz snu.

Szczególnie odradzałbym mężczyznom spożywanie produktów zawierających fitoestrogeny.

Stale nie dosypiając, gwarantujesz sobie szybką drogę do przetrenowania – tworzysz bowiem środowisko hormonalne, które temu sprzyja. Mniej snu to przede wszystkim więcej hormonu stresu – kortyzolu. Jego nadmierna ilość to z kolei niższy testosteron i wyższy poziom cukru, ciało chętniej będzie zatem budować tkankę tłuszczową niż mięśniową. Obniża się też sprawność ruchowa i psychiczna – wolniej myślimy, mniej chętnie podejmujemy ryzyko w ważnych sytuacjach i chodzimy rozdrażnieni. Kolejny problem to obniżona produkcja leptyny, czyli hormonu odpowiadającego za uczucie sytości. Możemy przez to dużo częściej podjadać i sięgać po niezdrowe przekąski – słone albo słodkie.

Oprócz ilości snu ważna jest jego jakość. Aby była na najwyższym poziomie, powinniśmy pamiętać, żeby nie przyjmować w późniejszych godzinach żadnych stymulantów, czyli substancji psychoaktywnych działających pobudzająco (nawet kawy), gdyż będzie to niepotrzebnie podnosić poziom kortyzolu, który przed udaniem się na spoczynek powinien być jak najniższy.

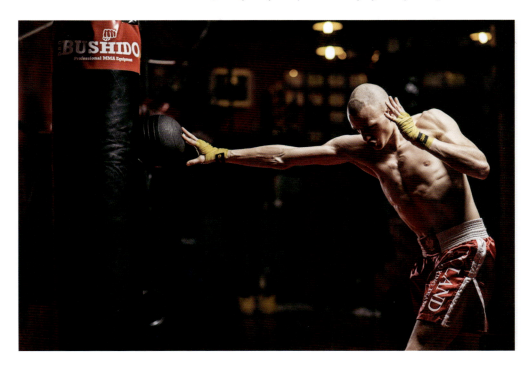

Nie należy także „pchać w siebie" ciężkostrawnego jedzenia – raczej stawiać na węglowodany złożone z małym dodatkiem tłuszczów niż na bardzo dużą ilość białka. Węglowodany spożywane przed spaniem umożliwiają produkcję melatoniny – hormonu niezbędnego do regulowania snu.

I wreszcie – jeśli to możliwe – należy unikać treningów bezpośrednio przed spaniem, ponieważ zaburza to dobowy rytm pracy hormonów. Najlepszym rozwiązaniem jest zjedzenie wysokowęglowodanowej kolacji, ciepła kąpiel, poczytanie książki – umożliwienie organizmowi wejścia w stan wyciszenia, przez co gwarantujemy sobie dobry, głęboki sen.

Najlepsza pora na sen rozpoczyna się między 21.00 a 22.00; jeśli nagminnie kładziesz się później, zaniedbujesz niezwykle ważny proces regeneracji układu nerwowego, a – jak wiadomo – u sportowców układ ten jest znacznie częściej przetrenowany niż mięśnie.

Trenując amatorsko kilka razy w tygodniu, potrzebujesz minimum 5 pełnych cykli snu.

Pomiędzy godziną 22.00 a 1.00 w nocy następuje pierwsza i druga faza snu, w której organizm przygotowuje się do fazy głębokiej, obniżając przy tym temperaturę ciała i zmniejszając ciśnienie krwi.

W trzeciej fazie spędzać powinniśmy połowę naszego snu, wtedy ma bowiem miejsce bardzo dużo istotnych procesów, a mianowicie dochodzi do oczyszczania mózgu z „odpadów", które kumulują się przez cały dzień. Dopuszczając do ciągłego niedoboru snu, fundujemy sobie kumulację toksycznych związków, co będzie wpływać na ryzyko pojawienia się problemów z koncentracją i zapamiętywaniem.

Ostatnia faza snu, REM (ang. rapid eye movement) – jak sama nazwa wskazuje, dochodzi tu do gwałtownych ruchów gałek ocznych, lecz także do większej aktywności mózgu niż w przypadku poprzednich faz, przez co sny są o wiele bardziej rzeczywiste.

Każda faza snu trwa – w zależności od organizmu – od 90 do 110 minut. Posiadając tę informację, możemy z powodzeniem ustalić, o której warto się kłaść i ile należy przespać. Trenując amatorsko kilka razy w tygodniu, potrzebujesz minimum 5 pełnych cykli snu – co daje nam 7,5 godziny snu. Gdy jednak będziesz miał w planie dużo intensywnych jednostek treningowych, 5 cykli może okazać się niewystarczające. W tym wypadku powinniśmy celować w 9-godzinny wypoczynek.

W ciągu dnia, jeśli masz taką możliwość, z powodzeniem możesz uciąć sobie drzemkę, nie powinna ona jednak trwać dłużej niż 20 minut.

Nasi przodkowie doskonale wiedzieli, na czym polega wspominany rytm dobowy, mimo że nikt im nie podpowiadał, kiedy skończyć dzienną aktywność; przyrównując to do naszych realiów, można by powiedzieć: „nie posiadali aplikacji, która podpowiadałaby im, o której mają zamknąć laptopa".

To wędrówka słońca po horyzoncie była wyznacznikiem tego, kiedy jest czas na „pracę", a kiedy należy odpocząć. Widząc zachód, nasz przodek szykował się do snu, natomiast o wschodzie wstawał – bez podwójnego espresso.

Błędem nie jest sam trening, tylko jego zła periodyzacja.

Nie mówię, że masz – tak jak człowiek pierwotny – równo z zachodem słońca iść spać, natomiast warto zadbać o normalizację czasu przeznaczonego na sen.

Podsumowując: niedobór snu powoduje zaburzenia hormonalne i metaboliczne, sprawia, że wyraźnie spadają możliwości regeneracji po intensywnych treningach. Żadne masaże, sauny, krioterapie i inne metody nie zastąpią odpoczynku w łóżku. Traktujmy więc wypoczynek równie poważnie jak całą resztę i nie żałujmy czasu na sen.

Odpowiednia aktywność fizyczna

Nawet trenując wyczynowo, nie możemy cały rok funkcjonować na „pełnym gazie". Prędzej czy później organizm odmówi posłuszeństwa, dlatego podstawą jest prawidłowo ustalona periodyzacja treningowa, zakładająca makro- i mikrocykle o odpowiedniej objętości i intensywności, a także okresy rozładowania i roztrenowania.

Nagminnym problemem sportowców, którzy nie dbają o tę kwestię, jest przetrenowanie układu nerwowego – przywspółczulnego i współczulnego. Przetrenowanie układu przywspółczulnego jest zazwyczaj spowodowane długotrwałymi sesjami treningowymi, natomiast współczulny zostaje nazbyt obciążony przy bardzo dużej intensywności ćwiczeń – w sportach siłowych czy dyscyplinach sprinterskich. Powtarzam: błędem nie jest sam trening, tylko jego zła periodyzacja. Należy więc zadbać, żeby była ona maksymalnie zindywidualizowana, dopasowana do naszych możliwości i celów.

Musimy jednak pamiętać, że regeneracja czym innym będzie w przypadku osoby, która poza treningami ciężko pracuje fizycznie, nie dosypia i nie stosuje dopingu, niż dla sportowca, który poza treningami nigdzie albo niewiele pracuje, dba o sen i stosuje kompletną suplementację.

Kolejne, o co trzeba zadbać, to odpowiednia kaloryczność diety, inaczej ryzyko przetrenowania drastycznie wzrasta. Diety wielu osób są nie tylko zbyt ubogie kalorycznie, ale też oparte zaledwie na 4–6 produktach, co sprawia, że dieta jest jałowa (np. ryż, płatki owsiane, kurczak, masło orzechowe – i tak przez cały czas). Podstawą jest obliczenie całkowitego zapotrzebowania kalorycznego przy uwzględnieniu wydatku energetycznego generowanego za sprawą naszej aktywności, a następnie ustalenie maksymalnie odżywczego menu.

W przypadku przetrenowania gospodarka hormonalna zostaje drastycznie zaburzona. Ponadto im większe zmęczenie materiału, tym trudniejszy powrót do normalności.

Zazwyczaj wszystko zaczyna się od nadnerczy, które muszą produkować nadmierną ilość hormonu stresu – kortyzolu. Długotrwałe obciążenie tych gruczołów powoduje u mężczyzn spadek testosteronu, a u kobiet – zaburzenia produkcji estrogenu. Dochodzi w końcu do wyczerpania nadnerczy, co skutkuje osłabieniem koncentracji, bólami głowy, zwiększonym ciśnieniem krwi, insulinoopornością i niedoczynnością tarczycy. Pojawiają się również stany zapalne i dolegliwości trawienne. Przestaje prawidłowo funkcjonować nie tylko układ hormonalny, ale też odpornościowy.

Pierwsze, co powinno nas zaniepokoić, to brak energii z rana, a następnie w ciągu dnia oraz trudności z zasypianiem – są to ewidentne symptomy niepoprawnie funkcjonujących nadnerczy.

Jak sobie z tym poradzić? Należy kłaść się spać najpóźniej o 22.00 i unikać przed snem kontaktu z niebieskim światłem, czyli patrzenia w telefon, komputer lub telewizor. Jak już wspomniałem, lepsze dla naszego organizmu będzie czytanie książki, co pozwoli się wyciszyć i łagodnie zapaść w sen.

Trzeba pamiętać, by trenować tak samo mądrze, jak ciężko. Inaczej będzie to miało poważne konsekwencje zdrowotne.

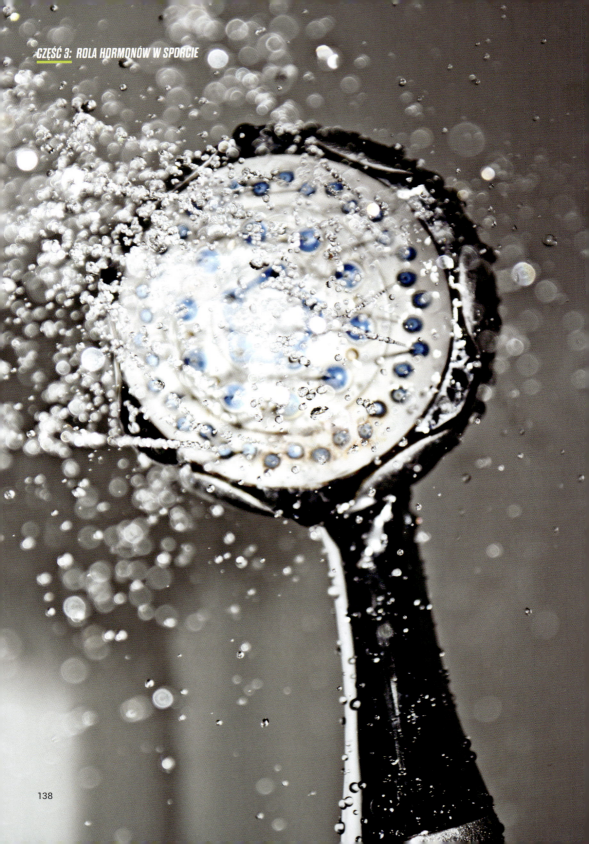

Zbyt dużo stresu

Poza stresem fizycznym, jaki sobie zapewniamy w postaci treningów, często dochodzi również do nadmiernego stresu psychicznego, związanego z zawodami albo sprawami osobistymi. Warto się zastanowić, co generuje dużo stresu w naszym życiu i postarać się zrobić wszystko, żeby się tego wyzbyć. Im go więcej i im dłużej trwa, tym bardziej jest destrukcyjny dla układu hormonalnego. Możemy wówczas zapomnieć o jakichkolwiek postępach, a pojawienie się chorób będzie tylko kwestią czasu.

Czynników niekorzystnie wpływających na naszą gospodarkę hormonalną jest oczywiście więcej — toksyny, zanieczyszczone powietrze, chemia w kosmetykach — ale nie na wszystko mamy wpływ. Zadbajmy więc chociaż o to, co jest w zasięgu naszych możliwości. Te wskazane powyżej będą absolutną podstawą — musimy stale nad nimi pracować.

Aby poprawić funkcjonowanie hormonów, możemy regularnie poddawać ciało działaniu niskiej temperatury.

Mało kto lubi zimny prysznic z rana... Właściwie nikt go nie lubi, ale mimo to część sportowców go stosuje, bo wiadomo, jakie niesie za sobą korzyści. Zimne kąpiele uruchamiają w organizmie wiele procesów, które — np. poprzez produkcję ciepła — przyspieszają przemianę materii i usprawniają spalanie tkanki tłuszczowej. Inne z zalet zimnej kąpieli to: lepsza wydolność fizyczna czy poprawa ogólnie pojętego zdrowia dzięki szczególnie korzystnemu wpływowi na mitochondria oraz wzrost poziomu antyoksydantów komórkowych.

Już woda o temperaturze 14°C wpływa korzystnie na zdrowie, samopoczucie i lepszą pracę hormonów. Obniżamy dzięki temu poziom kortyzolu, zwiększamy poziom dopaminy, poprawiamy przemianę materii oraz regenerację potreningową, a nawet spowalniamy procesy starzenia.

Na początek zalecam zimne prysznice, później można zrobić kolejny krok i zacząć stosować krioterapię.

Najczęstsze problemy hormonalne sportowców

Pisałem już o tym, że zmęczenie nadnerczy to bardzo częsty problem, ale sądzę, że trzeba przyjrzeć mu się bliżej, tak by poznać związane z nim mechanizmy i móc odpowiednio zareagować.

Nadnercza to gruczoł produkujący takie kluczowe hormony, jak progesteron, estrogen, testosteron, kortyzol i aldosteron. Z punktu widzenia osoby trenującej każdy z nich jest niezwykle istotny. W momencie gdy dochodzi do zmęczenia nadnerczy, pojawiają się problemy z wydzielaniem tych hormonów. Zawodnik ma uczucie ciągłego zmęczenia, pojawia się wiele niepożądanych następstw, m.in. infekcje, wahania poziomu cukru, chęć podjadania, retencja wody podskórnej czy spadek libido.

Zmęczenie (wyczerpanie) nadnerczy jest ciągle mało znane w Polsce i z reguły nierozpatrywane przez lekarzy. Z kolei w USA od niedawna traktuje się je jako osobną jednostkę chorobową. W Polsce lekarz reaguje dopiero przy poważnych zaburzeniach, gdy nadnercza już całkowicie przestają pracować – pod uwagę bierze się wówczas chorobę Addisona. Tylko że wtedy jest już o wiele za późno.

Musimy więc mieć świadomość, że jeśli odczuwamy stałe zmęczenie w ciągu dnia, nie umiemy się rano dobudzić, a wieczorem nie umiemy zasnąć – są to pierwsze objawy kłopotów z nadnerczami. Spowodowane jest to bardzo dużym obciążeniem fizycznym i psychicznym, ponad nasze możliwości regeneracyjne. Sen, dieta, suplementacja to kluczowe aspekty, o które musimy zadbać. Nie może się też oczywiście obejść bez odpowiedniej periodyzacji treningowej. Bardzo intensywne ćwiczenia są potężnym stresem dla organizmu, warto więc trenować nie tylko we właściwych odstępach czasowych, lecz także o odpowiednich porach.

Najlepsza pora na trening to godziny poranne, około południowe i ewentualnie popołudniowe. Gdy ćwiczymy po zmroku, zaburzamy dobowy rytm kortyzolu – nie pozwalamy bowiem, by wieczorem poziom stresu zaczął spadać, abyśmy mogli zapaść w głęboki sen. Kiedy trenujemy bezpośrednio przed snem, podnosimy poziom stresu i cała równowaga zostaje zaburzona. Tak już jako ludzie jesteśmy zaprogramowani i nic na to nie możecie poradzić.

Gdy ćwiczymy po zmroku, zaburzamy dobowy rytm kortyzolu.

Osłabienie zdolności wydzielania hormonów przez nadnercza można podzielić na trzy etapy. W pierwszym rośnie poziom stresu, dlatego że nadnercza reagują na niedobór snu, zbyt ciężkie sesje treningowe, stres psychiczny czy poważne kontuzje. Jesteśmy nadmiernie pobudzani, a jednocześnie czujemy się coraz bardziej zmęczeni.

Jeśli nie wykazujemy żadnej reakcji względem tego, co działa na nas negatywnie, a stan ten trwa zbyt długo, dochodzi do drugiej fazy, w której organizm produkuje coraz mniej kortyzolu mimo ciągle dużego stresu. Dzieje się tak, ponieważ nadnercza są już „zmęczone". To jednak nie koniec problemów – spada poziom testosteronu u mężczyzn, a u kobiet z reguły estrogenu. Często pojawiają się ponadto problemy z tarczycą i poziomem cukru. W drugiej fazie zauważymy, że rano jesteśmy zmęczeni i ciężko nam wstać z łóżka, natomiast w nocy nie będziemy umieli zasnąć.

W ostatniej fazie dochodzi do wyczerpania nadnerczy – gruczoł nie jest już w stanie efektywnie produkować hormonów. Samopoczucie mamy wtedy fatalne. Stany depresyjne, brak pewności siebie, niechęć do treningów, chroniczne przemęczenie, ochota na ciągłe podjadanie, brak popędu seksualnego czy spadek odporności – to tylko niektóre z problemów.

Jeśli podejrzewasz, że występuje u Ciebie ten problem, zmierz sobie ciśnienie krwi w pozycji leżącej, a następnie bezpośrednio po wstaniu. Jeżeli wszystko jest w porządku, ciśnienie powinno wzrosnąć o 5–20 mm Hg, jeśli pozostaje bez zmian albo jest niższe, należy jak najszybciej działać. Możesz również zrobić testy laboratoryjne:

→ test dobowy kortyzolu ze śliny;
→ TSH, FT3, FT4 – często problemy z tarczycą są powiązane z nadnerczami, warto więc sprawdzić, czy są w normie;

wysokie TSH, a niskie FT3 i FT4 powinno wzbudzić podejrzenia o niedoczynności gruczołu;

→ aldosteron — we wczesnych etapach zmęczenia nadnerczy jest ponad normę; jeśli jest natomiast zbyt niski, będzie to sygnał zaawansowanego wyczerpania gruczołu. Wysoki albo zbyt niski aldosteron dowodzi słabo działającej gospodarki elektrolitowej, a to dla sportowca problem, który trzeba natychmiast rozwiązać;

→ DHEA-S — siarczan DHEA jest produkowany w nadnerczach, dlatego takie badanie pozwoli sprawdzić ich kondycję.

Jeśli rzeczywiście wszystko wskazuje na to, że nadnercza należałoby poddać regeneracji, musimy przede wszystkim ograniczyć ilość stresu w naszym życiu. Nie ma niestety jednej tabletki, po zażyciu której wszystko wróci do normy. Zwyczajnie trzeba organizm doprowadzić do równowagi. Nawet jeśli miałoby się to wiązać z drastycznymi zmianami — pracy, partnera, miejsca zamieszkania — zrób to. Jeśli chcesz dożyć długich lat w zdrowiu, nie ma po prostu innej możliwości. Problemy same się nie rozwiążą, musisz działać.

Pamiętajcie też, że do łóżka — powtórzę to raz jeszcze — należy się kłaść najpóźniej o 22.00, a wstawać bez żadnego budzika.

15–20 minut drzemki w ciągu dnia dodatkowo usprawni pracę nadnerczy oraz obniży poziom kortyzolu.

Jeśli chodzi o treningi i dietę, obowiązkowo trzeba wejść w okres roztrenowania i zwiększonej podaży kalorii, tak by organizm poczuł się komfortowo. Ponadto, najczęściej jak to możliwe, powinny w Twoim planie dnia zagościć masaże, medytacja, jacuzzi i inne formy relaksu. Omawiając adaptogeny, wspomniałem o ashwagandzie — żeń-szeniu indyjskim, który również polecam stosować, szczególnie przed snem czy po treningu.

Dużo złego napisałem o kortyzolu. Jednak to nie hormon sam w sobie jest zły, tylko jego nadmiar albo niedobór w organizmie. Nie ma bowiem złych i dobrych hormonów, wszystkie spełniają istotną rolę, a do nas należy zadbanie o ich stosowne zbilansowanie.

Kortyzol produkowany w odpowiedniej ilości spełnia ważne zadania w procesie regulacji układu odpornościowego — np. łagodzi stany zapalne, w czasie gdy organizm jest zainfekowany wirusami

15–20 minut drzemki w ciągu dnia dodatkowo usprawni pracę nadnerczy oraz obniży poziom kortyzolu.

czy bakteriami. Jego druga misja to mobilizacja organizmu do działania w nagłej sytuacji albo w chwili poważnego zagrożenia. Organizm pod wpływem stymulacji kortyzolu zaczyna uwalniać glukozę oraz kwasy tłuszczowe z wątroby, co stanowi zastrzyk energetyczny dla mózgu oraz mięśni, tak abyśmy mogli podjąć natychmiastowe działanie.

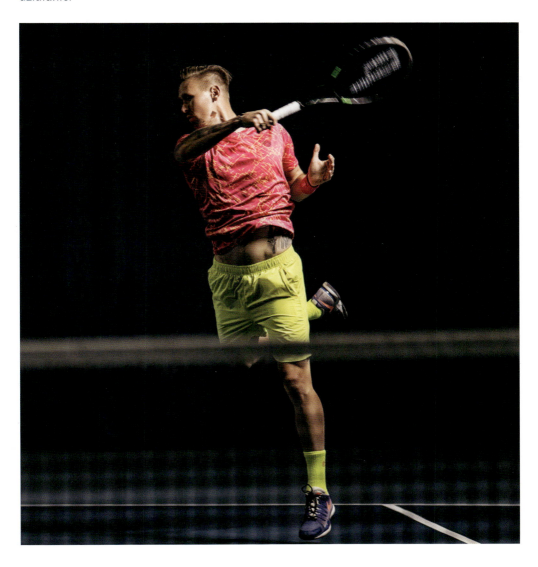

Hormony tarczycy

Tarczyca to gruczoł, który znajduje się w przednio-dolnej części szyi i wytwarza takie hormony, jak tyroksyna (T4), trójjodotyronina (T3) i kalcytonina.

Odpowiada za pracę niemal każdego narządu. Wpływa na układ hormonalny, reguluje metabolizm węglowodanów i tłuszczów, oddychanie, temperaturę ciała, pracę serca, układu nerwowego i wiele innych kluczowych aspektów. Do produkcji hormonów i wzrostu tarczycę pobudza TSH — hormon przysadki mózgowej. Dlatego w pierwszej kolejności, gdy badamy tarczycę, zwracamy uwagę na T3, T4 oraz TSH (o interpretacji wyników była mowa już wcześniej).

Teraz zajmijmy się samą tarczycą i jej funkcjonowaniem. Wielu z nas ma z nią problem. Z reguły jest to niedoczynność, rzadziej — nadczynność.

Niedoczynność tarczycy

Niedoczynność to stan, w którym tarczyca nie wydziela dostatecznie dużo hormonów. Niedobór T3 i T4 sprawia, że metabolizm automatycznie zwalnia, dlatego u takich osób natychmiast obserwujemy tycie oraz trudności z pozbywaniem się tkanki tłuszczowej.

Niedoczynność tarczycy w wielu przypadkach spowodowana jest przez tzw. chorobę Hashimoto lub autoimmunologiczne zapalenie tarczycy. Dzieje się tak, ponieważ organizm mylnie rozpoznaje własne tkanki jako ciało obce i w rezultacie atakuje je aż do zniszczenia.

Trzeba również nadmienić, że kobiety są bardziej podatne na niedoczynność tarczycy, depresję i chroniczne zmęczenie.

Niedoczynność tarczycy stanowi niemały kłopot dla sportowców, gdyż mocno ogranicza ich możliwości treningowe. Dolegliwość ta dodatkowo wiąże się z ograniczonym przepływem krwi do mięśni, co utrudnia wchłanianie składników odżywczych oraz usuwanie metabolitów.

Osoby mające problem z niedoczynnością tarczycy powinny w pierwszej kolejności ograniczyć liczbę treningów do paru jednostek w tygodniu. Wysiłek powinien być krótki i średnio intensywny, tak by nie powodował nadmiernego stresu. Trudno też w takim wypadku mówić o wysiłku o charakterze intensywno-wytrzymałościowym, gdyż przy niedoczynności tarczycy wątroba niechętnie magazynuje glukozę, co powoduje, że jej dostępność podczas takich treningów jest mocno ograniczona. Treningi nie będą więc efektywne, regeneracja stanie się wolniejsza, a nasze zdrowie pozostanie w rozsypce.

Trening musi być dobrany indywidualnie — nie możemy po nim być senni, nie powinniśmy mieć problemów z jego ukończeniem ani odczuwać nadmiernego zmęczenia (nawet kilkanaście godzin po jego zakończeniu).

Regeneracja musi być na najwyższym poziomie — tak jak w przypadku wyczerpania nadnerczy. Do tego trzeba zadbać o sen dobrej jakości, bogatą, odżywczą dietę, eliminującą gluten, tłuszcze trans itp., ponadto odpowiednie probiotyki oraz witaminy i minerały. W tym celu należy udać do się dobrego dietetyka, który określi skalę problemu, rozpisze właściwe jadłospisy oraz suplementację usprawniającą pracę tarczycy.

Częstym remedium, stosowanym przez lekarzy albo sportowców na własną rękę, jest przyjmowanie hormonów tarczycy. To jednak w żaden sposób nie rozwiązuje problemu, a tylko go maskuje. Biorąc taki hormon, oszukujemy organizm i jednocześnie pogłębiamy problem. Jeśli bowiem nie usprawnimy pracy gruczołu naturalnymi sposobami, będziemy skazani na przyjmowanie leków hormonalnych do końca życia.

Szukajmy źródła problemu, a nie sposobu na zniwelowanie skutków – w przeciwnym razie będziemy niewolnikami leków.

Nadczynność tarczycy

W wypadku nadczynności tarczycy, podobnie jak przy niedoczynności, zdolności wysiłkowe organizmu są znacznie obniżone. Sama nadczynność nie powinna na to wskazywać, ponieważ u takich osób możemy obserwować drażliwość i nadaktywność ruchową, co świadczyłoby o większej ilości energii.

Produkowane ponad miarę hormony powodują ogólną redukcję masy ciała, zarówno tkanki tłuszczowej, jak i mięśniowej. Spadek masy skutkuje pogorszeniem wyników sportowych. Dodatkowo dochodzą takie problemy, jak nadmierna potliwość czy gorsza tolerancja na wysokie temperatury, co sprzyja szybkiemu odwodnieniu podczas długich sesji.

Tak jak w przypadku niedoczynności – należy obowiązkowo zmniejszyć liczbę treningów, zadbać o należytą regenerację, odpowiednio odżywczą dietę i koniecznie znaleźć źródło problemu.

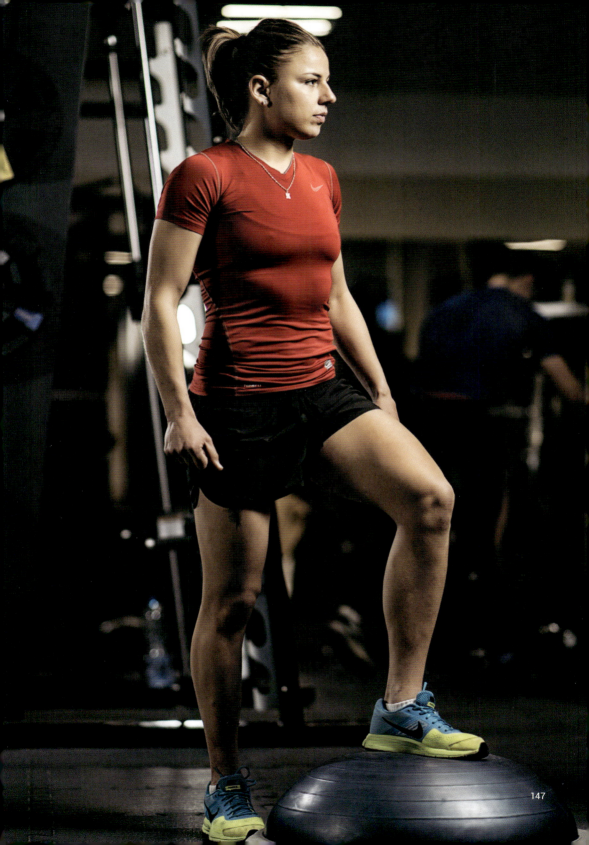

Insulina

Insulina to bardzo istotny hormon, który reguluje gospodarkę węglowodanów i ich stężenie we krwi. Odpowiada również za dostarczanie do komórek składników odżywczych, takich jak tłuszcze, białka i węglowodany. Informuje także organizm, gdzie mają być magazynowane składniki odżywcze. Hormon ten jest produkowany przez trzustkę – w odpowiedzi na zwiększoną ilość glukozy we krwi.

Dla wszystkich sportowców kluczowe jest, by komórki posiadały wysoką wrażliwość insulinową, co pozwala na dużo lepsze pożytkowanie przez organizm spożywanych węglowodanów. Jeśli węglowodany trafiają do mięśni i wątroby, sprzyja to budowaniu masy mięśniowej, zwiększaniu siły i potencjalnie lepszemu spalaniu tkanki tłuszczowej.

Jeśli wrażliwość insulinowa jest niska, insulina będzie lokowała pewną część spożywanych składników w tkance tłuszczowej. Dlatego właśnie mówi się, że insulina może być mieczem obosiecznym – naszym najlepszym przyjacielem albo największym wrogiem. Warto więc poznać związane z nią mechanizmy, aby wykorzystywać je na swoją korzyść.

Aby łatwiej było zrozumieć powyższe zjawisko, zatrzymam się na chwilę nad terminem „wrażliwość insulinowa". Im wyższy poziom wrażliwości komórek na insulinę, tym sprawniej mięśnie i wątroba przyjmą glukozę i potrzebna będzie mniejsza ilość insuliny do zbicia poziomu glukozy we krwi. Z drugiej strony, gdy węglowodanów w diecie jest za dużo, a nasza aktywność jest zbyt niska, komórki stają się mniej wrażliwe, co prowadzi do wyższego poziomu insuliny i cukru we krwi. Nadmiar cukru, jak wiadomo, jest przekształcany w tkankę tłuszczową, co w ponad 90% dyscyplin sportowych jest niekorzystne. A z punktu widzenia zdrowia

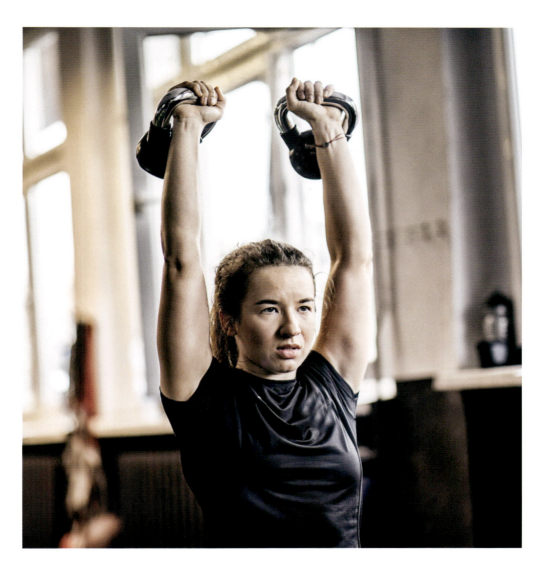

człowieka – w ogóle nie jest korzystne. Problem ten dotyczy zarówno przeciętnych zjadaczy chleba, jak i bardzo często sportowców, którzy nie dbają o odpowiednią rotację węglowodanami, jedząc ich zwyczajnie zbyt dużo. Prowadzi to do otyłości, problemów metabolicznych, stanów zapalnych, niedoczynności tarczycy i zaburzeń pracy hormonów płciowych.

Z początku taki nadmiar cukru objawia się niegroźnie (przez co jest bagatelizowany) – spadkiem energii, rozdrażnieniem, jeśli pod ręką nie ma nic słodkiego. Z czasem pojawiają się stany depresyjne, zupełny brak chęci do treningów i skrajne zmiany nastrojów. Wynika to nie tylko z wahań poziomu cukru we krwi, ale też z zaburzeń wydzielania dopaminy i serotoniny. Co należy więc zrobić, żeby tego uniknąć?

Zarówno sportowcy wyczynowi, jak i amatorzy muszą pamiętać, że najważniejsza będzie ilość, rodzaj węglowodanów i pora ich spożycia. Ponadto: dostosowanie do trybu dnia, aktywności fizycznej i typu budowy. Przy komponowaniu jadłospisu trzeba wziąć pod uwagę wszystkie czynniki.

Problemy z gospodarką cukrową wpływają także na pracę gruczołów, jak chociażby tarczycy.

Podstawowym problemem, który zauważam u zawodników, z którymi rozpoczynam współpracę, jest zbyt duży udział procentowy węglowodanów średniej jakości względem tłuszczów i białka. Tyczy się to przynajmniej połowy osób. Drugą kwestią jest pora spożywania węglowodanów – są obecne w każdym posiłku i każdego dnia.

Czy nie można tego lepiej rozplanować? Tak by korzystać z maksymalnie efektywnego działania insuliny oraz nie nabawić się insulinooporności i innych chorób. Oczywiście że tak, pisałem o tym na początku książki – mam tu na myśli metody uwzględniające mniejszą podaż węglowodanów w dniu bez aktywności fizycznej. Z powodzeniem możemy część tych kalorii, pochodzących normalnie z węglowodanów, zastąpić kwasami tłuszczowymi ze zdrowych źródeł. Taka rotacja węglowodanami i tłuszczami pozwoli w dni wysokowęglowodanowe uzupełnić zasoby glikogenu po okresach intensywnego treningu oraz wspomoże metabolizm. Natomiast w dni niskowęglowodanowe (bez treningu albo z treningiem o niskiej intensywności) nie tylko poprawiamy wrażliwość tkankową na działanie insuliny, lecz także wpływamy korzystnie na spalanie tkanki tłuszczowej poprzez wyczulone transportery glukozy.

Mówiąc w skrócie, taki zabieg w diecie – zmiany paliwa, na którym pracujemy – jest niezwykle efektywny.

Możemy tę sytuację porównać do samochodu hybrydowego, który gdy potrzebuje dużej mocy, korzysta z silnika spalinowego (w naszym przypadku są to węglowodany), a gdy toczy się po mieście, nie przekraczając 40 km/h, uruchamia silnik elektryczny (u nas – kwasy tłuszczowe).

Pomocne będą również śniadania białkowo-tłuszczowe, wyeliminowanie tłuszczów trans, cukrów prostych i inne nieskomplikowane zabiegi, o których mogliście przeczytać w pierwszym rozdziale. To wszystko stanowi bazę, pozwalającą utrzymać poziom insuliny na właściwym poziomie.

Musimy wziąć też pod uwagę, że problemy z gospodarką cukrową wpływają także na pracę gruczołów, jak chociażby tarczycy. Organy te są silnie powiązane – gdy jeden nie domaga, inny zazwyczaj również gorzej funkcjonuje. Wysoki poziom insuliny we krwi zaburza konwersję hormonów tarczycy – T4 do T3. Nie trzeba długo czekać na skutki tych zaburzeń – słabiej się regenerujemy, dopadają nas bóle stawów, ochota na „śmieciowe jedzenie", ciągłe zmęczenie czy senność po posiłku.

Zbyt wysoki poziom insuliny stwarza ponadto kłopoty z hormonami płciowymi, dla przykładu u kobiet można zaobserwować wzrost testosteronu i estradiolu oraz obniżenie progesteronu. Może to zrodzić kolejną, częstą dziś chorobę – PCOS, czyli zespół policystycznych jajników. Z kolei u mężczyzn spada testosteron, a estradiol idzie w górę. W obu przypadkach skutki będą poważne. U kobiet wysoki testosteron wiąże się z nadmiernym owłosieniem, olbrzymimi wahaniami hormonalnymi, przybieraniem na wadze, trądzikiem czy oleistą skórą. U mężczyzn spada pewność siebie, a także masa mięśniowa, ciało zaczyna bardziej się otłuszczać, pojawiają się stany depresyjne, spada libido oraz pojawia się obszerna lista mniejszych skutków ubocznych. Niestety człowiek nie jest sobą, zarówno fizycznie, jak i psychicznie, gdy dochodzi do zaburzeń hormonalnych.

Dbajmy o zręczne manipulowanie insuliną, aby zachować zdrowy metabolizm, osiągać coraz lepsze wyniki sportowe oraz utrzymywać odpowiedni skład ciała, unikając przy tym typowych chorób cywilizacyjnych. Nawet jeśli dojdzie do opisanych problemów, należy pamiętać, że rozwiązaniem jest znalezienie przyczyny problemu, a nie niwelowanie skutków lekami.

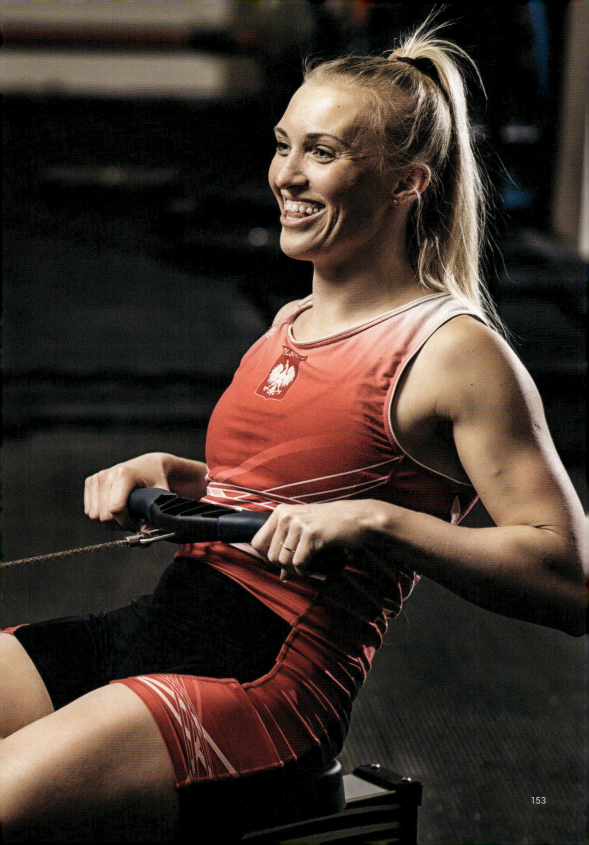

Lepytyna — hormon sytości

Leptyna to hormon odpowiedzialny za uczucie sytości; jest wydzielany w tkance tłuszczowej, więc — potencjalnie — im więcej tkanki tłuszczowej, tym więcej tego hormonu produkujemy.

Leptyna poprzez krwiobieg trafia do mózgu, gdzie daje sygnał sytości. Podobnie jak w przypadku pozostałych hormonów, zależy nam, by poziom tego hormonu nie był ani zbyt niski, ani zbyt wysoki. Niski charakterystyczny jest dla osób, które za mało śpią albo mają niewielki procent tkanki tłuszczowej; powoduje częste wrażenie braku sytości. Z kolei zbyt wysoki poziom leptyny, obserwowany u osób otyłych, często powiązany jest z nadmiarem insuliny i powoduje ten sam skutek — brak sytości. Dlatego osoby otyłe i skrajnie odtłuszczone mają podobny problem: nie potrafią przestać jeść, gdy wpadną w tzw. ciąg.

Poziom greliny oraz hormonu wzrostu jest najwyższy w nocy.

Tu dochodzimy do paradoksu. Mogłoby się wydawać, że skoro ktoś ma dużo tkanki tłuszczowej i wysoki poziom leptyny, szybko będzie syty, jednak u osób otyłych dochodzi do leptynooporności — metabolizm zwalnia, a wzrasta łaknienie. Bardzo często jest ona powiązana ze wspominaną wcześniej insulinoopornością. Leptyna reguluje również tempo rozkładu tkanki tłuszczowej, więc przy leptynooporności może dochodzić do blokowania spalania tłuszczu i tzw. tycia z powietrza.

💡 Jak uniknąć leptynooporności?

→ Spać minimum 7, a najlepiej 8–9 godzin dziennie.
→ Nie stosować zbyt długo diet ubogich kalorycznie.
→ Unikać żywienia przeładowanego węglowodanami, szczególnie fruktozą, oraz wysoce przetworzonego.
→ Zachowywać odpowiedni poziom cukru we krwi.

→ Wprowadzać dni o wyższej podaży kwasów tłuszczowych –
np. w dni z treningiem o bardzo niskiej intensywności albo bez
treningu.

Podsumowując temat skutków, jakie niosą za sobą insulinooporność i leptynooporność (często występujące razem), należy
wskazać:
→ dominację hormonów żeńskich u mężczyzn – przyrost tkanki
tłuszczowej w okolicy bioder, cellulit, nadmiar wody podskórnej;
→ podwyższony testosteron u kobiet – nadmierne owłosienie,
huśtawki nastrojów, spadek libido; ponadto możliwość wystąpienia PCOS (zespół policystycznych jajników), wtórny brak
miesiączki, bezpłodność, cellulit i nadmiar wody podskórnej;
→ w obu przypadkach zmniejszone wydzielanie TSH przez przysadkę oraz zmniejszona konwersja hormonów tarczycy, co
skutkuje niedoczynnością tego gruczołu.

Problemy te nie są żadną nowością wśród sportowców, jednakże niewiele osób o tym mówi. Pracując jako trener, widzę te przypadki z bliska – ich skala jest naprawdę spora.

Grelina – hormon głodu

Skoro była mowa o leptynie, należy jeszcze poruszyć temat peptydowego hormonu głodu – greliny. Hormon ten powstaje w żołądku, jelicie cienkim oraz w dwunastnicy.

Wiele jego receptorów znajduje się również w podwzgórzu i przysadce, dlatego wpływa on na działanie niektórych hormonów. Jednym z nich jest hormon wzrostu, szczególnie pożądany przez sportowców – choćby ze względu na jego wpływ na spalanie tkanki tłuszczowej, lepszą pracę stawów i ścięgien. Poziom greliny oraz hormonu wzrostu jest najwyższy w nocy.

Zarówno u osób z bardzo niskim, jak i bardzo wysokim poziomem tkanki tłuszczowej obserwujemy zaburzenia poziomu greliny i leptyny. Można to zjawisko zauważyć np. w kulturystyce, w przypadku której zawodnicy zbliżają się do absolutnego minimum, jeśli chodzi o procent tkanki tłuszczowej w organizmie, poziom greliny wówczas rośnie, tak by organizm mógł zmagazynować tkankę tłuszczową – poprzez nadmierny apetyt i oszczędzanie energii. Organizm nie wie przecież, że sportowiec przygotowuje się do zawodów, tylko odbiera to jako zagrożenie poprzez zagłodzenie.

Grelina i leptyna odgrywają bardzo ważną rolę w kontroli zachowań żywieniowych. Warto więc przynajmniej w małym stopniu rozumieć, jak za co są odpowiedzialne i dbać o ich właściwy poziom.

Dobowy rytm greliny

Największe stężenie greliny występuje pomiędzy 23.00 a 4.00 rano. Znasz to uczucie, gdy przesiadujesz w porach nocnych i nagle masz wzmożony apetyt? Teraz już wiesz dlaczego.

Poza tym poziom greliny wzrasta w okresach dłuższego postu oraz średnio 2 godziny po jedzeniu. Jeśli jednak skończyliśmy posiłek, a mamy wrażenie, że się nie najedliśmy, nie musi to wcale oznaczać, że był on niewystarczająco syty, czasami po prostu potrzebujemy trochę czasu, zanim pojawi się sygnał sytości. Takie wrażenie ma miejsce najczęściej, gdy zjemy po dużo dłuższej przerwie niż zwykle. Na przykład: zawsze jemy śniadanie o 8.00, a później drugie śniadanie o 11.00. Jeśli jednak ominiemy drugi posiłek i będziemy jeść dopiero o 16.00, ta sama porcja pokarmu, którą zjedlibyśmy w tym czasie i która normalnie dałaby sytość, w takim przypadku nie pozwala na osiągnięcie tego efektu. Uzasadnieniem jest znowu grelina, której jest już zbyt dużo i która potrzebuje więcej czasu, by jej poziom wrócił do normy. Problem w tym, że w takich momentach jemy znacznie więcej, co może powodować niechciane przybieranie na wadze.

Hormon wzrostu jest także stosowany jako lek, zresztą bardzo skuteczny.

Przyglądając się wszystkim makroskładnikom, najmniej sycące są węglowodany. Można ich zjeść bardzo dużo, co nas oczywiście nasyci, ale wkrótce znów będziemy głodni. Spożycie tej samej ilości kalorii z białek czy tłuszczów będzie o wiele bardziej sycące w dłuższej perspektywie czasu. Poziom greliny rośnie bowiem dużo szybciej w przypadku węglowodanów, a do tego dochodzą jeszcze wahania cukrów, co też ma wpływ na odczuwanie głodu.

Nie postrzegajmy jednak leptyny i greliny jako coś złego albo dobrego — po prostu są w organizmie, a naszym zadaniem jest utrzymywać je na bezpiecznym poziomie dzięki odpowiedniemu stylowi życia.

Hormon wzrostu (ang. growth hormone – GH)

Hormon wzrostu to niezmiernie ważny hormon w organizmie, nazywany również somatotropiną. Wydzielany jest zazwyczaj przy reakcji stresowej, wysiłku, a także przy niskim poziomie glukozy i insuliny. Jego produkcja odbywa się poprzez podwzgórze, stymulujące uwalnianie hormonu wzrostu przez przysadkę mózgową.

Wielu sportowców dba o maksymalnie wysoki poziom tego hormonu ze względu na rozległe korzyści:
→ anaboliczne – pośrednio przez IGF-1 (insulinopodobny czynnik wzrostu) – odpowiedni wzrost i regeneracja mięśni;
→ lipolityczne – utrzymywanie niskiego poziomu tkanki tłuszczowej;
→ stymulowanie układu immunologicznego;
→ modulowanie stanu ośrodkowego układu nerwowego u młodych sportowców;
→ pobudzanie wzrostu kości długich – dlatego hormon wzrostu i IGF-1 u młodych sportowców są na znacznie wyższym poziomie.

Odpowiedni poziom hormonu wzrostu jest niezbędny również w procesach metabolicznych. Często zdrowym, młodym osobom trudno jest odłożyć tkankę tłuszczową, co jest związane z wysokim stężeniem tego hormonu. Dokładnie bierze się to stąd, że hormon wzrostu mobilizuje zasoby tkanki tłuszczowej do wykorzystania ich jako źródło energii podczas aktywności fizycznej, hamując jednocześnie rozpad białek – co w dużym stopniu zapobiega katabolizmowi mięśni.

Najważniejszym zadaniem tego hormonu, jak wskazuje jego nazwa, jest pobudzenie komórek i tkanek do wzrostu. Dzięki GH następuje zwiększona przyswajalność aminokwasów m.in. przez mięśnie, wątrobę, tkankę łączną, kostną i chrzęstną. Hormon wzrostu po opuszczeniu przysadki mózgowej przedostaje się do krwi, a następnie do wątroby. W dalszej kolejności produkowany jest IGF-1 – związek odpowiedzialny za większość pozytywnych zjawisk, które interesują sportowców.

Hormon wzrostu jest także stosowany jako lek, zresztą bardzo skuteczny. Pierwsze zabiegi z jego użyciem wykonano w 1950 r., kiedy podjęto próbę wstrzyknięcia go karłowatemu dziecku. W efekcie chłopiec zaczął rosnąć, więc zaczęto korzystać z tej praktyki na szerszą skalę. Problem tkwił jednak w tym, że w tamtych latach nie istniała – tak jak dzisiaj – syntetyczna wersja związku, tylko był on pozyskiwany z mózgów osób zmarłych, co powodowało nie tylko kłopoty z jego uzyskaniem, lecz także wiązało się ze skutkami ubocznymi, nawet śmiertelnymi – za sprawą przenoszonych chorób.

Szybko zrezygnowano zatem z tej praktyki, a w 1986 r. udało się stworzyć syntetyczną wersję hormonu i wprowadzić ją na rynek. Środek był wolny od chorób, więc odpowiednio stosowany przynosił i nadal przynosi niesamowite korzyści wielu osobom. I nie chodzi tylko o ludzi chorych, ponieważ hormon wzrostu działa niczym eliksir młodości u osób, u których ze względu na wiek jego poziom drastycznie się obniżył. Poziom GH spada bowiem wraz z wiekiem, co przejawia się w postaci spadku sił i wydolności, ilości zmarszczek na skórze czy braku popędu seksualnego.

Badanie z 1990 r., przeprowadzone przez doktora Daniela Rudmana i jego kolegów, potwierdza bardzo korzystny wpływ GH na osoby z niedoborem tego hormonu. Przebadano wówczas kilkunastu ochotników w wieku powyżej 60 lat i niemal natychmiast po rozpoczęciu podawania hormonu zaobserwowano zmiany. Wątli panowie, bez większej ochoty do życia, stali się silniejsi, a skład ich ciała uległ znacznej poprawie – zaobserwowano wzrost mięśni i spadek tkanki tłuszczowej. Skóra stała się bardziej elastyczna, co spowodowało zniknięcie części zmarszczek, również wzrok i słuch uległy poprawie. Kondycja i zdolności fizyczne przypominały te sprzed 20 lat.

Podstawą zachowania odpowiedniego poziomu testosteronu jest przede wszystkim bogata, odżywcza dieta.

Gospodarka hormonalna mężczyzn

Testosteron

Testosteron jest hormonem, który ma bardzo duży wpływ na pracę mózgu, mięśni i układu sercowo-naczyniowego, libido, prawidłowego poziomu cukru we krwi oraz wiele innych czynników. Utrzymanie jego prawidłowego poziomu ma pozytywny wpływ na energię, wytrzymałość, szybkość podejmowania decyzji, skład ciała i płynność werbalną.

Spadek testosteronu możemy obserwować nie tylko u atletów, którzy odeszli na sportową emeryturę, co jest spowodowane głównie procesami starzenia oraz pogarszającym się stanem zdrowia, ale również u młodych mężczyzn stosujących diety ubogie kalorycznie. Niestety przy dużym deficycie kalorycznym, mającym miejsce w niektórych sportach, szczególnie w okresie budowania wagi, poziom hormonów płciowych spada. Organizm broni się przed zbliżającą się śmiercią i wykazuje zachowania obronne. Mając niewiele kalorii, oszczędza − jak tylko może − energię i jednocześnie uniemożliwia rozmnażanie, abyśmy niepotrzebnie nie tracili energii.

 Oto niektóre skutki zbyt niskiego poziomu testosteronu:

450 ng/dl (15,3 nmol/l) − ryzyko zespołu metabolicznego;
350 ng/dl (11,9 nmol/l) − zwiększone ryzyko anemii;
300 ng/dl (10,2 nmol/l) − niskie libido, depresja, osteoporoza;
250 ng/dl (8,5 nmol/l) − ryzyko miażdżycy i problemy ze snem;
200 ng/dl (6,8 nmol/l) − problemy ze wzwodem;
150 ng/dl − zwiększone stany zapalne.

Ze spadkiem testosteronu wiąże się również odkładanie tkanki tłuszczowej, a także przekształcanie testosteronu w estrogen − za sprawą enzymu zwanego aromatazą, który znajduje się w komórkach tłuszczowych. Efektem końcowym są nieciekawe skutki uboczne, jak np. „kobiece piersi" u mężczyzn.

Synteza testosteronu zachodzi w nadnerczach, jądrach i mózgu, w odpowiedzi na wydzielany ACTH, pochodzący z przedniego płatu przysadki mózgowej.

LH – gonadotropina przysadkowa, pobudzająca syntezę testosteronu poprzez komórki Leydiga znajdujące się w jądrach.

FSH – gonadotropina przysadkowa, stymulująca spermatogenezę (wytwarzanie plemników) oraz zwiększająca ilość białka wiążącego androgeny, niezbędnego do odpowiedniego produkowania testosteronu.

Zdolność rozrodcza u mężczyzn jest warunkowana prawidłowym funkcjonowaniem całej płciowej osi hormonalnej. Dlatego powinniśmy stale kontrolować, czy poziom testosteronu jest odpowiednio wysoki.

Podstawą zachowania odpowiedniego poziomu testosteronu jest przede wszystkim bogata, odżywcza dieta, zasobna w cholesterol, węglowodany złożone, żywność niskoprzetworzoną, wzbogacona o wszystkie witaminy i minerały, o których pisałem wcześniej. Warto również robić rotację węglowodanami, gdyż obniżając poziom insuliny w dni o niskiej podaży węglowodanów, zwiększymy stężenie testosteronu. W okresie roztrenowania proponuję następujące rozwiązanie: przez 5 dni w tygodniu wysoka lub średnia podaż węglowodanów, a przez 2 dni bazowanie głównie na posiłkach białkowo-tłuszczowych (oczywiście z dodatkiem warzyw), w których będzie niska podaż węglowodanów. Z powodzeniem rekomenduję taką właśnie metodę niektórym sportowcom, co skutkuje korzystniejszym składem ciała, poziomem sytości w ciągu dnia oraz lepszą pracą hormonów.

Jeśli u Ciebie również sprawdzi się dobrze ten system żywienia, możesz go wykorzystać podczas przygotowań do zawodów.

Estradiol (estrogen)

Estrogen, mimo iż kojarzy się z kobiecymi hormonami, pełni niezbędne funkcje także w organizmie mężczyzn. Hormon ten jest konwertowany z testosteronu poprzez enzym aromatazy, obecny

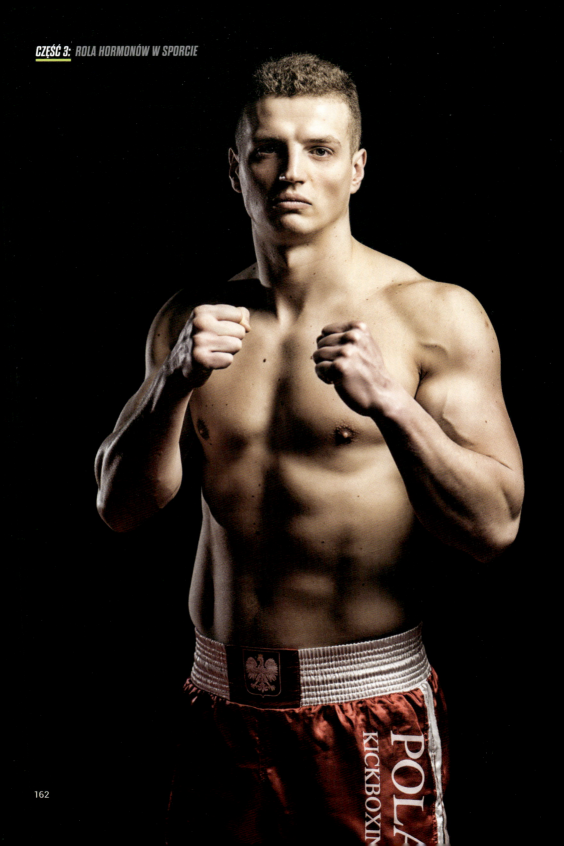

w tkance tłuszczowej, wątrobie i tkankach jądrowych. Jego odpowiednia ilość sprawia, że – podobnie jak w przypadku testosteronu – łatwiej osiągniemy dobre samopoczucie, właściwą gęstość tkanki kostnej czy wysokie libido.

Tym, co powinno szczególnie zainteresować sportowców, jest wpływ estrogenu na produkcję IGF-1, czyli jednego z najbardziej anabolicznych hormonów w naszym organizmie. Jeśli poziom estrogenu jest zbyt niski, produkcja IGF-1 będzie mocno osłabiona. Poza tym niski poziom estradiolu u mężczyzn powoduje problemy ze stawami, sercowe czy zaburzenia funkcji seksualnych. Z kolei nadmiar estrogenów będzie prowadził do zbytniego przybierania tkanki tłuszczowej w okolicy pasa, ginekomastii, a także spadku masy mięśniowej i libido.

Prolaktyna

Prolaktyna to hormon uważany za damski, gdyż u kobiet jego ilość zwiększa się w czasie ciąży i podczas karmienia piersią. Natomiast – podobnie jak w przypadku estrogenu – mężczyznom również jest niezbędny, choć w znacznie mniejszej ilości. Prolaktyna jest produkowana przez przysadkę i wraz z dopaminą odpowiada za ogólny stan psychiczny.

Zbyt wysoka ilość prolaktyny objawia się prawie zawsze spadkiem libido, stanami depresyjnymi i ginekomastią; ma ponadto negatywny wpływ na stawy. Jej niska ilość również powoduje masę problemów – od pogorszenia nastroju po zaburzenia metabolizmu.

Problemów związanych z wskazanymi hormonami jest naprawdę dużo i potrafią one uprzykrzyć życie, dlatego dbajmy o ich właściwy poziom.

Gospodarka hormonalna kobiet

Wyniki sportowe kobiet i mężczyzn zawsze będą się różniły, co wiąże się głównie z hormonami. Kobiety mają chociażby wyższy poziom estrogenu i niższy testosteronu, co sprawia, że dużo trudniej jest im rozwijać masę mięśniową i budować siłę, co ma przełożenie na rezultaty w większości dyscyplin sportowych – szybkościowych, wytrzymałościowych czy siłowych.

Zarówno w sporcie amatorskim, jak i zawodowym obserwuje się tę samą tendencję – źle dobrane i zbyt wyjałowione diety.

Do tego dochodzi np. miesiączka, co powoduje obniżenie hemoglobiny, a co za tym idzie redukuje zdolność transportu tlenu.

Układ hormonalny kobiet jest bardziej skomplikowany i bardziej podatny na rozregulowanie niż męski. Zazwyczaj problemy dotyczą kortyzolu, hormonów tarczycy, estrogenu, progesteronu i insuliny. Zaburzenia działania tych hormonów często wynikają z nieodpowiedniego odżywienia, szczególnie przy dyscyplinach, w których jest pożądany bardzo niski poziom tkanki tłuszczowej. Mam tu na myśli taniec, łyżwiarstwo figurowe, gimnastykę, lekkoatletykę oraz sporty sylwetkowe.

Zarówno w sporcie amatorskim, jak i zawodowym obserwuje się tę samą tendencję – źle dobrane i zbyt wyjałowione diety, co powoduje: brak miesiączki, bezpłodność, niezdrowe relacje z jedzeniem, wahania nastrojów, spadek odporności. Dzieje się tak dlatego, że diety ubogie w witaminy, minerały, a często również w tłuszcze, zawierające cholesterol, oscylują w granicach 1000 kcal i mniej – powodują więc niesamowity stres dla organizmu. W takiej sytuacji niechętnie produkuje on hormony, a zamiast tego zajmuje się przetrwaniem – czyli oszczędzaniem energii i spowolnieniem metabolizmu.

Kolejny błąd, który często wkrada się do ubogiej kalorycznie diety, to niska ilość węglowodanów. A to zazwyczaj kończy się problemami z niedoczynnością tarczycy, a nawet hipoglikemią reaktywną.

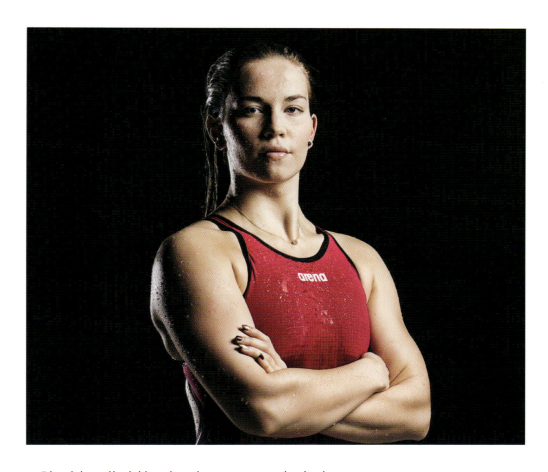

Dla wielu osób niski poziom tłuszczu w organizmie równoznaczny jest z głodzeniem – w takim myśleniu zazwyczaj jest początek kłopotów. Niedobór kalorii, a w szczególności wyrzucenie kwasów tłuszczowych z diety, działa destrukcyjnie na efektywność wszystkich hormonów – skoro jeden przestaje dobrze funkcjonować, to ciągnie za sobą kolejne.

Pierwszym niepokojącym sygnałem będzie spadek estrogenu, który wynika z niedoboru kalorii, a czasami również z przetrenowania. Dlatego polecam przynajmniej raz na kwartał badać poziom wszystkich hormonów. Spadkowi ze wskazanych powodów ulega także poziom LH, co może doprowadzać do nieregularnych okresów lub całkowitego zaniku krwawień. Z kolei gdy przez dłuższy czas nie pojawiają się miesiączki, zwiększa się ryzyko złamań kości, niskiej gęstości kości, skoliozy, a nawet początków osteoporozy. Według licznych badań u atletek, które dotyka ten problem, występuje pięciokrotnie wyższe ryzyko złamań niż u osób, które są w pełni zdrowe.

Zaburzenia pracy systemu mięśniowo-szkieletowego, zmęczenie podczas treningów, problemy z ilością tlenu i w końcu słabsza regeneracja — wszystko to będzie wynikiem zbyt niskiego poziomu estrogenu.

Problem jest poważny i dotyka w większości kobiet trenujących wyczynowo. Można go jednak uniknąć, a nie sięgać po leki, które tylko zamaskują problem. Organizm wcale nie potrzebuje sztucznych preparatów, tak jak wmawiają nam to rozmaite media, by odpowiednio funkcjonować. Doskonale potrafi sobie ze wszystkim poradzić sam, gdyż ma zdolność samoregeneracji i kalibracji. Musimy mu tylko stworzyć odpowiednie warunki — mam tu na myśli odpowiednie odżywianie, nawodnienie, zastosowanie probiotyków i parę innych czynników, o których mowa będzie w kolejnej części.

Przywracanie prawidłowej gospodarki hormonalnej u kobiet w kilku prostych krokach

Przywracanie właściwej gospodarki hormonalnej należy zacząć od uregulowania metabolizmu u zawodniczki, której zapotrzebowanie wynosi 2500–3000 kcal, a która tymczasem spożywa połowę tego albo zaledwie jedną trzecią. Zdarzają się nawet przypadki, że atletki jedzą mniej niż 1000 kcal dziennie. To najszybsza droga do tragedii — zarówno fizycznej, jak i psychicznej. Rozwiązaniem jest stopniowe zwiększanie ilości kalorii, by doprowadzić do tego, aby zawodniczka jadła przynajmniej tyle, ile wynosi jej zapotrzebowanie. Trzeba to robić stopniowo – dokładać ok. 100 kcal na tydzień, tak by organizm powoli mógł się zaadaptować do większej kaloryki i sukcesywnie rozpędzać metabolizm.

W takiej diecie należy też zwiększyć ilość niedoborowego makroskładnika – najczęściej są nim tłuszcze. Proponuję dokładać mniej więcej 10 g co tydzień. Jeśli praktykowana była dieta wysokotłuszczowa, a znikoma była w niej zawartość węglowodanów, stopniowo należy dodawać te związki – po ok. 15–20 g co tydzień.

Taki zabieg nie tylko pozwoli odbudować szeroko pojęte zdrowie, ale również zminimalizuje ryzyko nagromadzenia dodatkowej tkanki tłuszczowej, gdyż organizm stopniowo dostosuje się do większej kaloryczności i będzie w stanie to wykorzystywać. Nie polecam stosować terapii szokowej – jeśli ktoś dostarczał organizmowi 1000 kcal bądź mniej i nagle dołożymy mu drugie tyle, w większości przypadków tkanka tłuszczowa będzie szybko magazynowana.

Zadbaj więc o stosowną ilość mikro- i makroelementów w trakcie dokładania kalorii, tak by organizm był coraz lepiej odżywiony i gotowy do pracy w odpowiednim rytmie i równowadze.

Jeśli mamy już to wszystko poukładane, niezwykle istotne jest wprowadzenie na stałe do diety produktów przeciwzapalnych, takich jak olej kokosowy, dziki ryż, czarnuszka, rozmaryn, kurkuma, kiszona kapusta i wiele innych, o których pisałem wcześniej.

Absolutną koniecznością jest usunięcie z jadłospisu żywności przetworzonej typu fast food, słodyczy i całej reszty, zawierającej tłuszcze trans, cukier rafinowany, gluten i inne substancje antyodżywcze. Wszystkie te produkty wpływają bowiem destrukcyjnie na jelita, a zadbanie o ten odcinek przewodu pokarmowego to absolutna podstawa, jeśli chcemy doprowadzić do pełnego ładu zdrowie fizyczne i psychiczne. Jako uzupełnienie diety sugeruję stosowanie przez cały rok odpowiednich probiotyków i spożywanie probiotyków naturalnych – kapusty i ogórków kiszonych bądź kefiru. Niezdrowe jedzenie należy zastąpić produktami zasobnymi w błonnik (jego spożycie u kobiet powinno wynosić 20-30 g dziennie), np. w formie siemienia lnianego, które dodatkowo reguluje poziom estrogenów. Poza tym postawiłbym na odpowiednie źródła tłuszczów – tłuste ryby (ale tylko z dobrych hodowli), tłuste mięsa, całe jajka, awokado, orzechy bogate w kwasy omega-3 i omega-9, olej kokosowy, olej

MCT czy smalec. Tłuszcze wspomogą uregulowanie poziomu insuliny i cukru we krwi oraz niezwykle korzystnie wpłyną na efektywność hormonów płciowych.

Poza przemyślanym, maksymalnie odżywczym żywieniem i probiotykami nie wolno zapominać o dużo większym zapotrzebowaniu atletek na witaminy i minerały. Najczęściej mamy do czynienia z niedoborami żelaza, magnezu, jodu, selenu, witamin z grupy B, witaminy D, A i K. Warto też wspomóc pracę wątroby, która jest odpowiedzialna za detoks hormonów. Jeśli wątroba nie domaga, kobieta nie będzie prawidłowo wydalać hormonów, co powinno mieć miejsce przy każdym cyklu menstruacyjnym. Polecam w tym celu suplementowanie spiruliny, chlorelli, witaminy C, magnezu i selenu. Dawki tych witamin i minerałów powinny być dobierane na podstawie niedoborów, indywidualnie − nie wolno sugerować się jedynie tym, co zostało napisane w ulotce dołączonej do opakowania.

Drugi krok to sam trening i regeneracja − muszą być dostosowane do potrzeb konkretnej osoby. Jeśli czujesz zmęczenie i postanawiasz rozwiązać problemy zdrowotne, musisz zwolnić tempo. Nie ma innej możliwości. Jeśli miewasz problemy z menstruacją, trapią Cię częste kontuzje, wahania nastroju czy brak postępów, musisz zrobić krok w tył, zastanowić się i odpowiednio podejść do treningu. Mam tu na myśli porządny i przemyślany okres roztrenowania, który przede wszystkim będzie umożliwiał pełną regenerację, a także pozwoli utrzymać na przyzwoitym poziomie formę.

Kluczowy jest w takim okresie odpoczynek fizyczny i psychiczny − ale nie może to prowadzić do rozleniwienia. Trenuj więc regularnie i zgodnie z planem, lecz z dużo mniejszą intensywnością bądź objętością. Polecam zrobić sobie 2 dni wolnego w tygodniu od wszelkiej aktywności. Możemy w tym czasie skorzystać z masażu, jacuzzi, zimnych kąpieli, sauny czy akupunktury − wszystkie te zabiegi wpłyną korzystnie na produkcję i regulację działania hormonów. Poza możliwie najlepszą regeneracją miejmy również na uwadze eliminację bodźców stresowych. Dbaj więc o rytm dobowy hormonów, udawaj się na spoczynek o 21.00−22.00, wstawaj o 6.00−7.00 rano. Nie stosuj żadnych stymulantów w ciągu dnia (są one czynnikiem stresowym) i − jeśli tylko się da − unikaj stresu.

Zastosowanie się do tych rad nie tylko poprawi Twoje zdrowie, ale też pozwoli wrócić w pełni zregenerowaną i gotową do wymagających treningów.

Nie możesz oczekiwać, że stanie się to szybko, na pstryknięcie palca, ponieważ organizm potrzebuje czasu, by odzyskać świeżość i pełną sprawność. Jeśli będziesz cierpliwe stosować powyższe zalecania, organizm się odwdzięczy i da możliwość poprawy wyników.

Niestety bardzo rzadko widzę takie podejście do problemów ze zdrowiem. Najczęstszym rozwiązaniem jest sięgnięcie po tabletki hormonalne, które nie leczą, a jedynie oszukują organizm — wraz z odstawieniem leków problemy natychmiast wracają. Leczenie hormonami to niwelowanie skutków choroby, a nie jej przyczyny. Jeśli zależy Ci na zdrowiu, długim uprawianiu sportu, płodności i radości z życia, zajmij się przyczyną problemów.

 Najczęstsze objawy zaburzeń poziomu hormonów u kobiet

Niedobór estrogenu — zmęczenie, nadmierna potliwość w nocy, spadek libido, problemy ze stawami, niska samoocena, problemy z pamięcią i koncentracją, infekcje dróg rodnych, suchość pochwy.

Nadmiar estrogenu — przyrost wagi, migreny, huśtawki nastroju, stany depresyjne, wypadanie włosów, spadek libido, problemy ze snem, chroniczne zmęczenie.

Nadmiar testosteronu — skrajne zmiany nastroju, stany depresyjne, trądzik, wypadanie włosów, brak zdolności obniżenia wagi, wysoki poziom insuliny (insulinooporność).

Nadmiar progesteronu — wahania nastroju, senność w ciągu dnia, zawroty głowy, bóle w piersiach.

Niedobór progesteronu — szybkie przybieranie na wadze, nadmierna kumulacja wody w organizmie, nieregularne miesiączki, niepłodność, zaburzona praca tarczycy.

CZĘŚĆ 4

DOPING W SPORCIE

Wstęp

Przy okazji poruszenia problematyki hormonów warto pójść o krok dalej i dotknąć kwestii dopingu. Dlaczego? Ponieważ jest to temat tabu i tak naprawdę wielu ludzi nic o nim nie wie.

Tymczasem niemówienie o czymś głośno tylko dlatego, że jest to niewygodne, nie jest żadnym rozwiązaniem. Absolutnie nie mam zamiaru zachęcać do stosowania środków dopingujących, chcę natomiast, byś był świadomy konsekwencji zdrowotnych i problemów związanych z ich wykorzystaniem w sporcie. Wychodzę bowiem z założenia, że lepiej edukować, niż zakazywać.

Może w tej chwili zaburzę pogląd wielu osób o tym, że wszystko w sporcie jest robione etycznie i w duchu fair play, ale nie zamierzam mydlić oczu. Musimy sobie powiedzieć jasno: doping jest powszechną praktyką w sporcie zawodowym. Nie chcę wrzucać wszystkich zawodników do jednego worka, bo obraziłbym sporo osób, twierdząc, że „każdy coś bierze". Niestety rzeczywistość jest jednak taka, a nie inna – tam, gdzie liczą się pieniądze i gra jest o najwyższą stawkę, większość sportowców robi dosłownie wszystko, aby sięgnąć po upragnione zwycięstwo, bez względu na konsekwencje zdrowotne, finansowe czy moralne. To, że ktoś nie wpada podczas testów, wcale nie oznacza, że jest czysty.

I teraz zasadnicza kwestia: co znaczy „być czystym", czyli wolnym od dopingu? To, co WADA (ang. The World Anti-Doping Agency – Światowa Agencja Antydopingowa) umieści na liście zabronionych substancji i metod, jest uważane za doping. Przykładowo w 2005 r. wprowadzono na rynek suplementów substancję o nazwie geranium (inaczej 1,3 dimethylamylamine). Była ona stosowana w rozmaitych spalaczach tłuszczu czy odżywkach przedtreningowych, powodowała lepszą koncentrację, pobudzenie i poprawę zdolności wysiłkowych. Jednak 5 lat później WADA uznała ją za substancję dopingową i zakazała jej używania. Więc skoro brałeś geranium

Pierwsze sterydy anaboliczno-androgeniczne (SAA) weszły do użytku w latach trzydziestych ubiegłego stulecia.

podczas okresu przygotowawczego, a nagle zostało to zakazane, to potencjalnie jesteś na dopingu. Takich przykładów są setki i tak naprawdę to, co dzisiaj jest legalną suplementacją, np. kreatyna, arginina czy kofeina, może zostać zakazane, ponieważ z teoretycznego punktu widzenia zwiększa wydajność w sporcie.

Przyjrzymy się jeszcze historii WADA. Pierwsze lata po jej utworzeniu (w 1999 r.) były poświęcone usankcjonowaniu działań oraz wzmocnieniu jej pozycji na świecie. W 2003 r. w Kopenhadze przyjęto Światowy Kodeks Antydopingowy. Akceptacja przyjętych w nim zasad przez komitety olimpijskie poszczególnych państw była warunkiem dopuszczenia do igrzysk olimpijskich. W ten sposób ujednolicono politykę antydopingową wszystkich krajów we wszystkich dziedzinach sportowych.

Ruch antydopingowy miał od początku na celu wykrywanie i zapobieganie wspomagania, tak by zawody sportowe toczyły się w duchu fair game. Mimo że badania miały odstraszać sportowców od używania i wspomagania się niedozwolonymi środkami, okazało się, że problem wcale nie został rozwiązany. Żądza zajęcia pierwszego miejsca, urządzenia jak najlepszego widowiska i zapisania się na kartach historii w dalszym ciągu wielokrotnie górowała nad zdrowym rozsądkiem. Do tego dochodzi świadomość, że jest też publiczność płacącą za to, by oglądać sport na najwyższym poziomie – poziomie, który z roku na rok jest podnoszony niemalże w każdej dyscyplinie sportowej.

Ruch antydopingowy miał od początku na celu wykrywanie i zapobieganie wspomagania.

Pierwsze testy antydopingowe wprowadzono przez komitet olimpijsku podczas igrzysk w 1968 r. w Meksyku i we Grenoble, na długo przed powstaniem WADA. Liczba przebadanych wtedy sportowców była jednak dużo mniejsza niż ma to miejsce obecnie. Dla przykładu: na olimpiadzie w Monachium w 1972 r. przebadano ok. 2 tys. z 7 tys. sportowców, dzisiaj natomiast sprawdzana jest mniej więcej połowa startujących. Jak pokazują wyniki tych testów, z dopingiem można się spotkać w każdej dyscyplinie i w każdym kraju. Konsekwencje, zarówno dla profesjonalnych sportowców, jak i amatorów, są podobne – dyskwalifikacja, kary pieniężne, odebranie tytułu, medalu i zawieszenie nawet na kilka lat. Oczywiście, do tego dochodzą również kwestie zdrowotne, ale o tym później.

Historia sterydów anaboliczno-androgenicznych

Praktyka stosowania środków i metod dopingujących sięga jeszcze starożytnej Grecji, gdzie używano zwierzęcych organów płciowych oraz rozmaitych ziół w celu uzyskania większej siły, odwagi czy zmniejszenia odczuwania bólu. Metody były przeróżne – już wówczas łapano się wszystkiego, co mogło poprawić osiągi.

Prawdziwy przełom nastąpił pod koniec XIX w. Sportowcy w tamtym czasie szczególnie nadużywali stymulantów, takich jak amfetamina czy efedryna, i to zazwyczaj w połączeniu z innymi środkami pobudzającymi albo narkotykami. Dopiero 30 lat później, po licznych śmiertelnych wypadkach, wprowadzano zakaz stosowania „substancji stymulujących". Co ciekawe, tych samych substancji używały amerykańskie siły zbrojne, aby zwiększyć zdolności bojowe pilotów, żołnierzy i marynarzy.

Stosowanie jakiejkolwiek z tych metod dopingowych niesie za sobą konsekwencje zdrowotne.

Pierwsze sterydy anaboliczno-androgeniczne (SAA) weszły do użytku w latach trzydziestych ubiegłego stulecia, kiedy naukowcy zaczęli syntezować związki chemiczne odpowiedzialne za wzrost siły, wytrzymałości albo witalności. Środki te cieszyły się coraz większym zainteresowaniem, zarówno firm farmaceutycznych, które widziały w ich produkcji ogromny potencjał finansowy, jak i osób zaciekawionych możliwościami osiągania lepszych wyników sportowych, większą sprawnością seksualną i ogólną poprawą jakości życia.

Składnikiem wyjściowym SAA jest testosteron, na temat którego pojawiały się rozmaite publikacje, jak np. The Male Hormone, w której autor poruszał istotne kwestie odpowiedniego poziomu testosteronu u mężczyzn i zalet jego stosowania w formie syntetycznej.

Mimo niezaspokojonego popytu i coraz większej wiedzy na temat SAA firmy farmaceutyczne z czasem zaprzestały ich produkcji z powodu nacisków społecznych i kwestii prawnych. Od tamtego czasu posiadanie i wykorzystywanie tych sterydów bez recepty stało się przestępstwem.

Tymczasem doping testosteronem i jego pochodnymi wśród sportowców trwał w najlepsze i — co niektórych może zdziwić — był stosowany nawet przez kobiety. Przez długi czas badania łatwo było „obejść", gdyż wystarczyło wraz z testosteronem przyjmować epitestosteron, aby ich wzajemna proporcja mieściła się w wartościach referencyjnych.

Jedną z większych afer dopingowych była wpadka sprintera Bena Johnsona, ale już mało kto wie, że Diego Maradona również nie był czysty. Takich afer — większych bądź mniejszych — jest znacznie więcej, lecz czy to cokolwiek zmienia? Dla mnie niewiele, ponieważ wiem, że w 99% przypadków te osoby i tak pracowały ciężej niż inni i były skłonne poświęcić każdą minutę dla lepszego wyniku — tutaj liczy się charakter i zaangażowanie. Więc gdyby nikt nie brał, te osoby wciąż byłyby najlepsze.

Przełomem w testach był rok 2006, w którym badania dopracowano i uwiarygodniono. W efekcie liczba wpadek wzrosła. Przykładem jest choćby Lance Armstrong, który był badany wielokrotnie i mimo to pozostawał w grze jako wolny od dopingu. Dopiero w czerwcu 2012 r., wraz z wprowadzeniem jeszcze skuteczniejszych metod, udowodniono mu wspomaganie. Takich sportowców było znacznie więcej i nie byli to tylko kolarze, ale przedstawiciele większości dyscyplin olimpijskich. Oczywiście doping ma miejsce również w sportach nieolimpijskich, z tym że tam kontrole są znacznie rzadsze.

Rodzaje dopingu

Doping farmakologiczny to stosowanie związków chemicznych, bardzo często leków, w dawkach przekraczających zastosowanie medyczne. Jest najprostszym rodzajem dopingu, co decyduje o jego popularności. Najczęściej używane są sterydy anaboliczne, takie jak testosteron, hormony pobudzające produkcję czerwonych krwinek (jak np. EPO), peptydy (np. hormon wzrostu), oraz rozmaite stymulanty.

Doping fizjologiczny, stosowany w celu zwiększenia wydolności organizmu, polega na użyciu technik medycznych, jak choćby transfuzji krwi. Zabieg ten umożliwia osiągnięcie maksymalnego poziomu czerwonych krwinek, co z kolei przyczynia się do szybszego transportu tlenu do mięśni.

Doping genetyczny aktualnie jest praktycznie niewykrywalny i trudno powiedzieć, czy sportowcy już po niego sięgają. Na pewno są laboratoria, które testują metody ingerencji w ekspresję genów czy dokonują wszczepu obcych bakterii. Do tej pory żaden sportowiec nie został na tym przyłapany, sądzę jednak, że jest to rezultat jeszcze niewystarczająco dobrych testów.

Stosowanie jakiejkolwiek z tych metod dopingowych niesie za sobą konsekwencje zdrowotne.

Przykładowo sterydy (SAA) powodują trądzik, łysienie, znacząco zmniejszają liczbę plemników, w skrajnych przypadkach prowadząc do bezpłodności, zwiększają agresję, zaburzają pracę tarczycy, nerek, wątroby, mózgu (neurodegeneracyjne działanie niektórych środków, np. trenbolon), zakłócają funkcjonowanie układu krwionośnego, powodują depresję, wahania nastrojów i ogólne problemy z psychiką. Skutki mogą być poważniejsze, wszystko zależy od liczby i wielkości stosowanych przez sportowców dawek.

Trzeba jednak mieć świadomość, że sterydy to nic innego jak leki i nie należy uważać ich wyłącznie za coś złego. Wielokrotnie ratują ludziom życie, a nadużywanie ich w innych celach to zupełnie inna sprawa. Jeśli sterydy anaboliczne są wykorzystywane umiejętnie, pod nadzorem lekarza, mogą ratować życie chorym na AIDS, osobom po ciężkich poparzeniach, w przypadkach dużych niedoborów hormonów płciowych, przy osteoporozie i w wielu innych chorobach.

Najgorzej jest, gdy dochodzi do połączenia sterydów z narkotykami i alkoholem. Wyrządza to całkowite spustoszenie w organizmie i psychice, a niejednokrotnie prowadzi do zgonu.

Wspominana wcześniej transfuzja krwi również powoduje wiele niekorzystnych następstw — nawet wylew albo zawał serca. Wynika to głównie z faktu, że wzrost liczby czerwonych krwinek prowadzi do obciążenia układu krążenia, mięśnia sercowego i wzrost lepkości krwi. To wszystko może skutkować natychmiastowym zgonem.

Metody wykrywania dopingu

Pierwszą jest metoda bezpośrednia, stosowana od początku istnienia kontroli antydopingowych. Ma ona na celu zbadanie moczu lub krwi sportowca i wykrycie zabronionych substancji.

System ten od początku nie był jednak wolny od wad – przede wszystkim trzeba było złapać kogoś względnie szybko po zastosowaniu dopingu. Jest to skomplikowane w przypadku takich substancji jak EPO, które znikają z organizmu już nawet po 2 dniach od zażycia. Mała dawka podana dożylnie znika jeszcze szybciej i testy niczego nie wykażą. Podobnie rzecz ma się z hormonem wzrostu, który jest bardzo skuteczny i często stosowany w wielu dyscyplinach, a przy tym trudny do zidentyfikowania przy zastosowaniu metody bezpośredniej.

O wiele skuteczniejsza jest, wykorzystywana od niedawna, metoda pośrednia, zwana paszportem biologicznym. Jej zadaniem nie jest wykrywanie obecności zakazanej substancji w organizmie, ale zmian, które wywołuje. Zawodnik jest badany kilka razy w roku – sprawdza się w ten sposób zmiany zachodzące w jego organizmie. O ile więc sam środek może być niewykrywalny, o tyle „ślady" pozostają na długo po zastosowaniu. Ten typ badań spowodował duży przełom w testach antydopingowych; po jego wprowadzeniu odnotowano mnóstwo wpadek czołowych sportowców.

Trzeba również zaznaczyć, że jest bardzo dużo amatorów, którzy stosują doping w rozmaitych sportach, a mimo to nie potrafią nawet zbliżyć się do poziomu zawodowego. Większość z nich spodziewa się, że środki dopingujące zrobią wszystko za nich, a swoje niepowodzenia tłumaczą tym, że wygrywany po prostu bierze ich więcej. Ktoś taki nigdy nic nie osiągnie, ponieważ daleko mu do etyki pracy najwybitniejszych, która jest podstawą dobrych wyników.

Chcę wyraźnie podkreślić: nikomu nie polecam stosowania środków dopingujących, gdyż przynoszą wiele skutków ubocznych, a dyskwalifikacje związane z ich stosowaniem mogą spowodować nie tylko problemy prawne i finansowe, lecz także psychiczne.

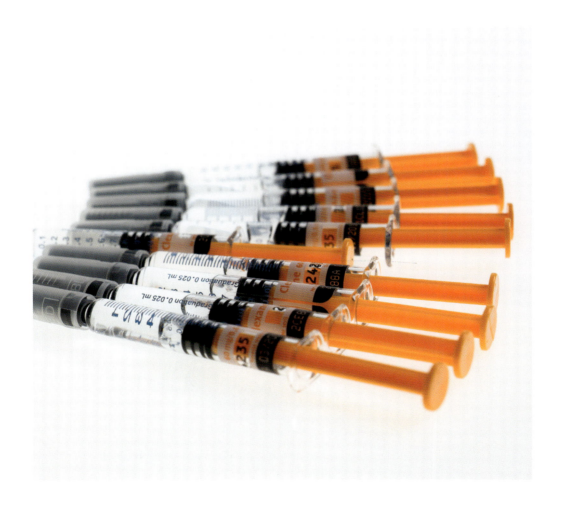

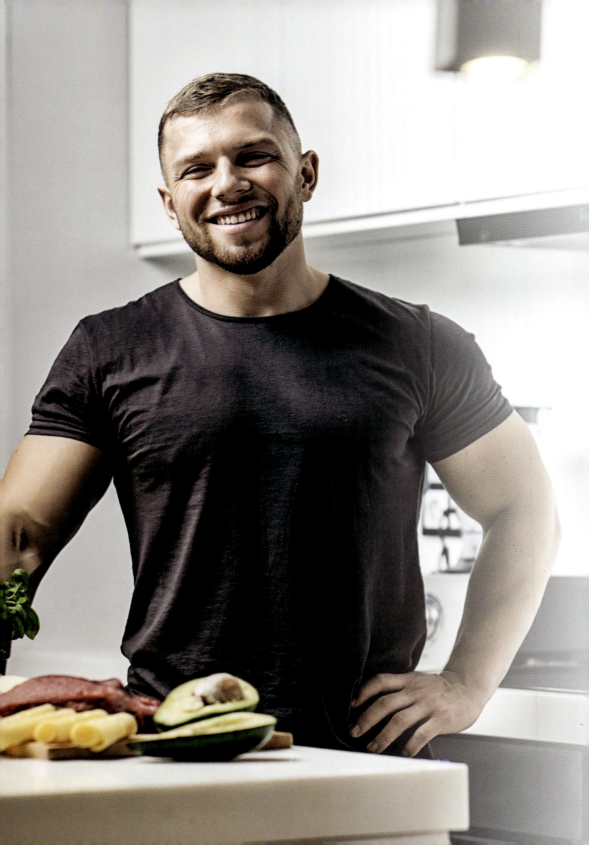

PODSUMOWANIE

Epilog

Wiedza, którą otrzymałeś w tej książce, jest niczym, jeśli nie zastosujesz jej w praktyce. To właśnie działanie odróżnia ludzi osiągających wszystko, czego zapragną, od tych, którzy wiodą życie przeciętne.

Znam wiele osób, które ukończyły studia, jeżdżą na szkolenia, czytają książki, lecz posiadanej wiedzy nie urzeczywistniają. Boją się, może są niepewne bądź po prostu nie chcą – nie dbam o wymówkę, po prostu tego nie robią. Najgorsze, że wiedzą, co powinny zrobić, by osiągnąć sukces, np. w biznesie, bo wysłuchały mnóstwa nagrań i rad milionerów, ale brak akcji – działania – powoduje, że nic z tego nie wynika.

Zachęcam Cię, byś zrobił z tej książki maksymalnie dużo notatek, które możesz odnieść do siebie i własnego doświadczenia. Dowiedziałeś się m.in., jakie badania krwi i moczu musisz zrobić, a następnie jak je interpretować. Założę się, że osoby z Twojego otoczenia – zawodniczego czy klubowego – nie mają kompletnie o tym pojęcia, więc tak naprawdę ich diety i suplementacje ustalane są zupełnie bez głowy, jeśli w ogóle jakiekolwiek stosują. Ty możesz być o kilkanaście procent bardziej precyzyjny i możesz tę przewagę wykorzystać. Dzięki temu będziesz wydajniejszy na treningach, szybciej zregenerowany i przygotowany na kolejne zmagania, a jednocześnie o wiele zdrowszy i w pełni odżywiony. Taki jest właśnie zamysł tej książki – obalić parę mitów i pokazać zupełnie inny wymiar wiedzy – dać coś, czego nie można znaleźć w innych książkach na temat diety dla sportowców.

Przeczytałem sporo, ale żadna ze znanych mi pozycji nie podkreśla istotnej roli tłuszczów nasyconych; większość autorów podąża raczej za mitami sprzed kilkudziesięciu lat i ciągle oskarża je o zawały serca i wysoki cholesterol. To tylko jeden z przykładów, których jest przecież o wiele więcej. Nie chcę jednak nikogo krytykować, raczej pokazać, że ciągle trzeba być otwartym na wiedzę i rezultaty ostatnich badań naukowych. Musisz być w tej kwestii niczym genialny prawnik, który zna każdy nowy przepis wchodzący w życie i wie, że jego mniej rozgarnięci koledzy po fachu opowiadają brednie. Doskonały sportowiec to nie tylko silne i zdrowe ciało, ale również bystry umysł. Dlatego zachęcam, byś w przerwie od treningów maksymalnie skupił się na rozwijaniu wiedzy z każdego przydatnego zakresu – treningu, psychologii sportu, diety, regeneracji, suplementacji i innych.

Czas wykorzystany na taką inwestycję w siebie nie będzie zmarnowany, co naprawdę docenisz za kilka lat, gdy będziesz daleko z przodu, przed całą rzeszą przeciętniaków, którzy dziś tego nie robią.

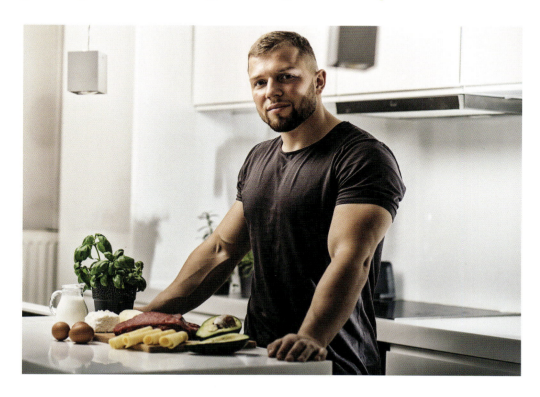

Podziękowania

Spośród wszystkich osób, które przyczyniły się do powstania tej książki, największe podziękowania należą się Dawidowi Piątkowskiemu, który nie tylko pozwolił mi spojrzeć na wiele aspektów życia w sposób do tej pory niemożliwy, ale przede wszystkim nakłonił mnie do jej napisania. Mogę śmiało powiedzieć, że gdyby nie on, prawdopodobnie teraz nie czytalibyście tych słów. Książki Dawida są absolutnie obowiązkowymi pozycjami dla wszystkich − nieważne, czy chcecie być zawodowymi sportowcami, biznesmenami czy też doskonale radzić sobie z wychowywaniem dzieci. Nauki w nich zawarte sprawią, że życie każdego z Was stanie się bardziej wartościowe i świadome. Nie będzie przeszkód nie do pokonania ani wyzwań, których nie da się urzeczywistnić. To naprawdę niesamowite uczucie − Dawidzie, dziękuję Ci za to!

Dziękuję też mojej żonie, Pati, która codziennie mnie wspierała i wciąż mnie wspiera we wszystkich działaniach i w każdym projekcie, który postanawiam wcielić w życie. Dajesz mi siłę, wiarę i poczucie wyjątkowości!

Specjalne podziękowania kieruję w stronę przyjaciół, którzy dopingowali i pomagali mnie podczas każdych zawodów kulturystycznych i we wszystkim, co robię. Bez Waszego wsparcia i dobrego słowa pewnie wszystko wyglądałoby teraz inaczej.

Dziękuję również mojemu przyjacielowi, Adamowi, który od najmłodszych lat, zawsze mnie wspomagał i wspomaga po dziś dzień.

Na koniec pragnę podziękować całej mojej rodzinie − za miłość i wszelkie przekazane wartości. Kocham Was!

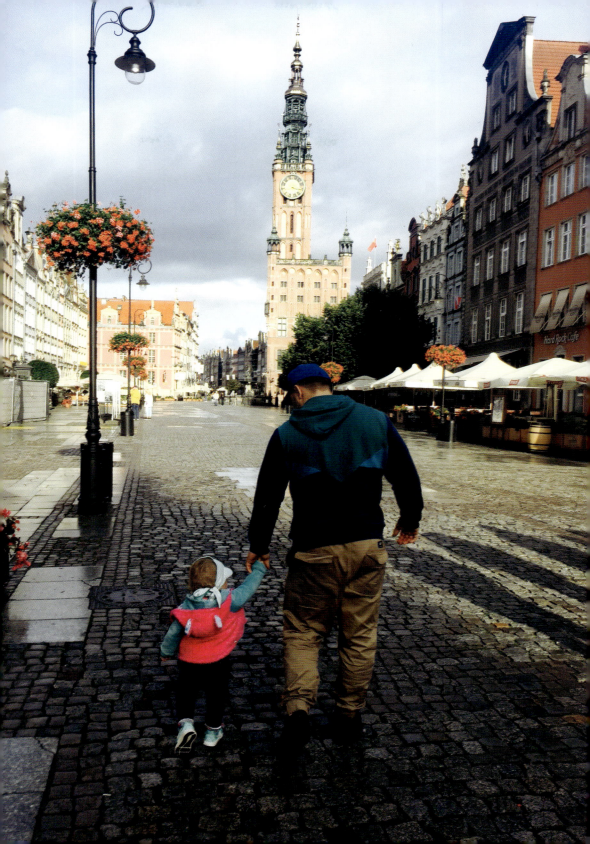

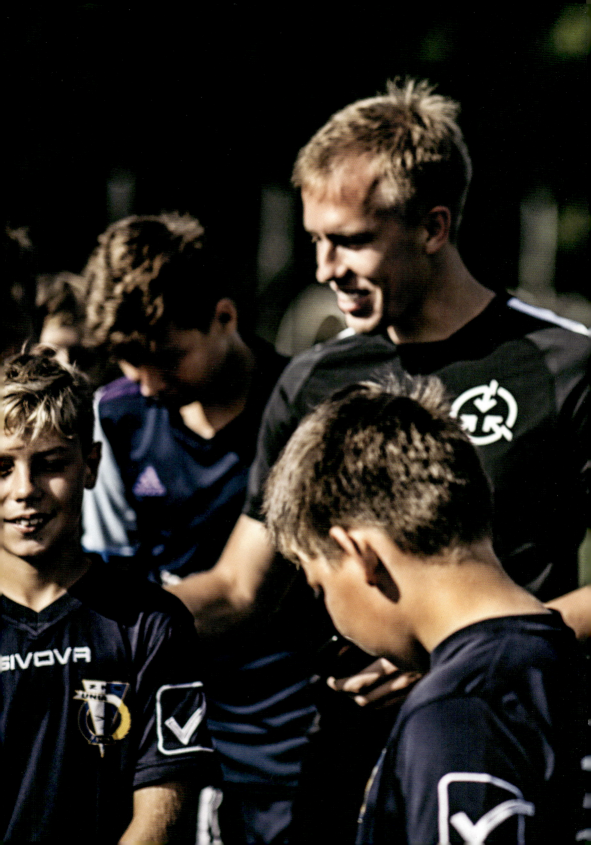

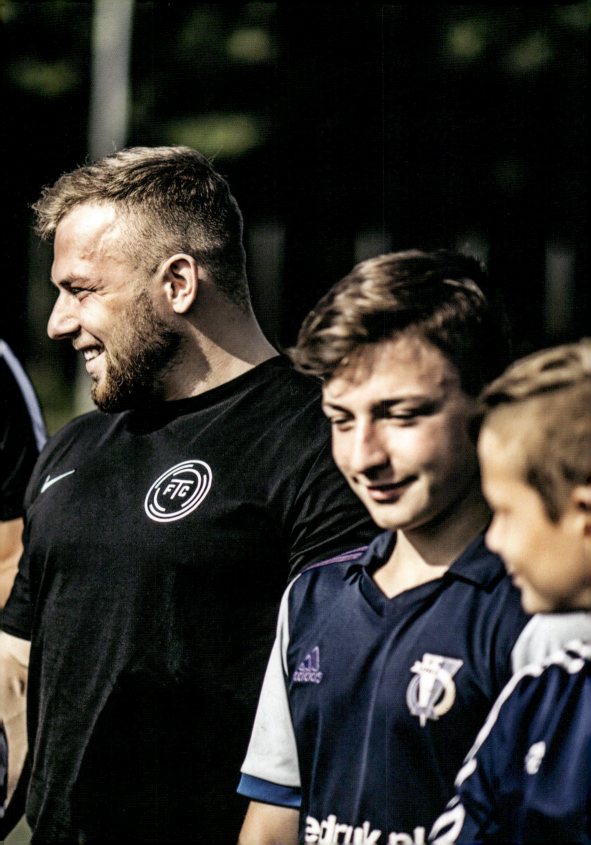

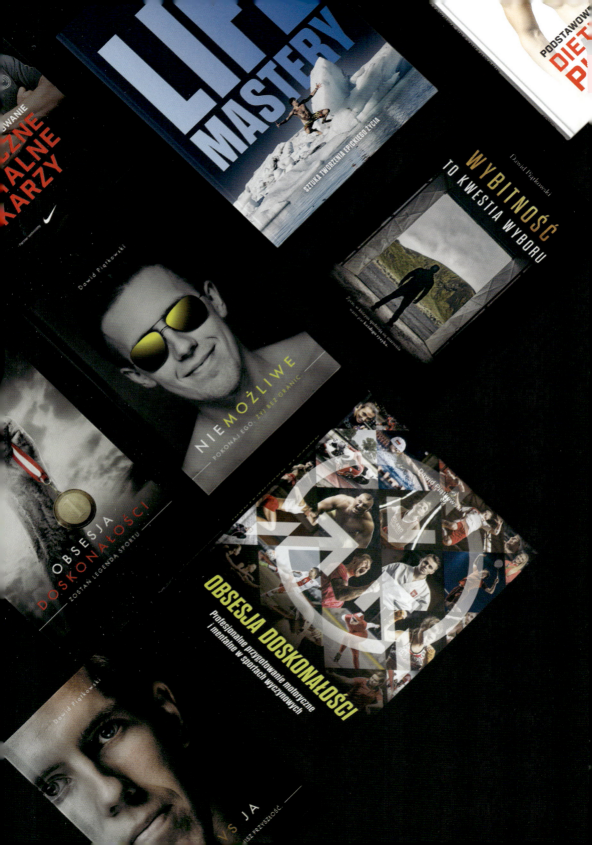

Zainspiruj się.
Osiągnij więcej.
Podziel się ze światem.

Jeśli poszukujesz potężnej wewnętrznej przemiany dla siebie lub swoich bliskich, to znalazłeś się we właściwym miejscu i czasie. Sprawdź pozostałe publikacje z biblioteczki Obsesji Doskonałości.

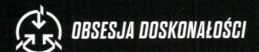 **OBSESJA DOSKONAŁOŚCI**

Więcej na *obsesjadoskonalosci.com*

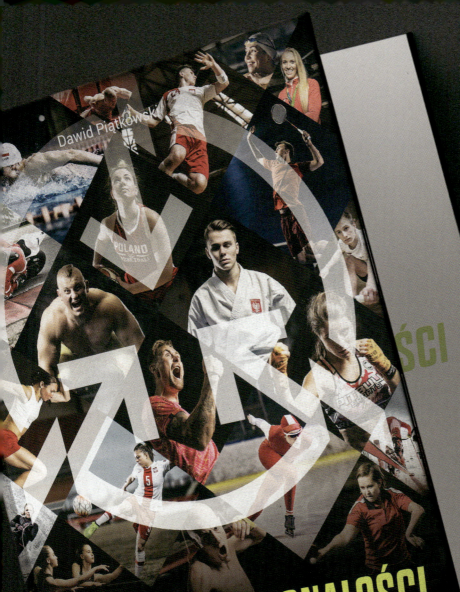

Dawid Piątkowski

OBSESJA DOSKONAŁOŚCI

Profesjonalne przygotowanie motoryczne
i mentalne w sportach wyczynowych

Obsesja doskonałości to absolutna konieczność dla wybitności. Jest wyczuwalna jak pewność czy pożądanie, ma swój zapach, energię i wibrację. Ta niewidzialna moc zmienia rzeczy najlepsze w doskonałe, a wybitnego zawodnika w legendę. Otwórz serce i spójrz w głąb swojej duszy. Udowodnij, jak bardzo pragniesz zwycięstwa. To jest Twój czas.

Odnajdź równowagę w obsesji doskonałości.

Potężne wewnętrzne przemiany mistrzów świata, olimpijczyków oraz reprezentantów Polski wielu dyscyplin sportowych były inspiracją do powstania tej książki. Odkrywane są w niej tajniki treningu przygotowania motorycznego i mentalnego sportowców wyczynowych. Książka dedykowana jest profesjonalnym zawodnikom, ich rodzicom oraz trenerom.

592	**368**	**6**
strony wiedzy	ćwiczeń w atlasie	części tematycznych

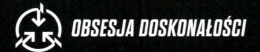

OBSESJA DOSKONAŁOŚCI

Książka dostępna na obsesjadoskonalosci.com

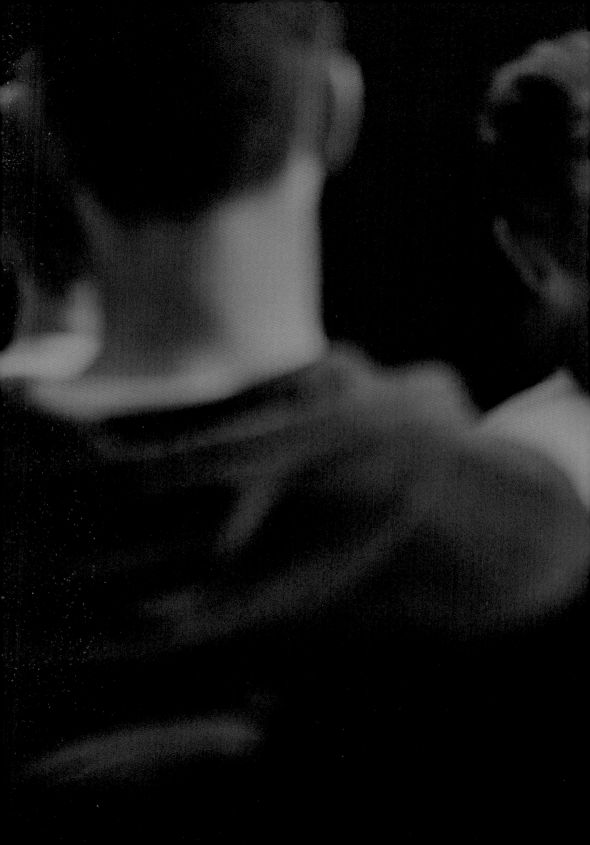

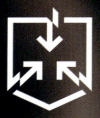

SZKOŁA
OBSESJI DOSKONAŁOŚCI

Pierwsza tak nowatorska szkoła w Polsce. Już wkrótce.

Wierzymy, że w każdym z nas kryje się niesamowity potencjał, który daje nam dar nieograniczonych możliwości. Odkrywamy go i stawiamy Cię przed wyborem – kim chciałbyś być i co chciałbyś osiągnąć?

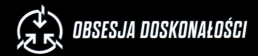

Więcej na *obsesjadoskonalosci.com*